图解艾灸治百病

李健 田少霞 ○ 编著

中国中医药出版社
·北京·

图书在版编目（CIP）数据

图解艾灸治百病 ／ 李健,田少霞编著.—北京 ： 中国中医药出版社,
2013.3（2019.5重印）
ISBN 978-7-5132-1125-3

Ⅰ．①图… Ⅱ．①李… ②田…Ⅲ．①艾灸－图解 Ⅳ．①R245.81-64

中国版本图书馆CIP数据核字（2012）第200108号

中国中医药出版社出版

北京经济技术开发区科创十三街31号院二区8号楼

邮政编码 100176

传真 010 64405750

三河同力彩印有限公司印刷

各地新华书店经销

*

开本 710×1000 1/16 印张 15.5 字数 300千字

2013年3月第1版 2019年5月第3次印刷

书号 ISBN 978-7-5132-1125-3

*

定价 45.00元

网址 www.cptcm.com

如有印装质量问题请与本社出版部调换（010 64405510）
社长热线 010 64405720

购书热线 010 64065415 010 64065413

书店网址 csln.net/qksd/

官方微博 http://e.weibo.com/cptcm

前 言

"灸"字，《说文解字》作"灼"字解释，是灼体的意思。艾灸法是用艾绒或辅以其他药物放置在体表的穴位上或患处烧灼温熨，借灸火的温和热力或药物的作用透入肌肤，通过经络的传导作用，深入脏腑，温通经络，调和气血，扶正驱邪，达到防病治病和保健强身目的的一种外治疗法。

《扁鹊心书》中记载："绍兴间，刘武军中步卒王超者，本太原人，后入重湖为盗，曾遇异人，授以黄白住世之法，年至九十，精彩腴润……后被擒，临刑监官问曰：'汝有异术，信乎？'曰：'无也，唯火力耳，每夏秋之交，即灼关元千炷，久久不畏寒暑，累日不饥，至今脐下一块如火之暖，岂不闻土成砖，木成炭，千年不朽，皆火力也！'死后，刑官令剖其腹之暖处，得一块非肉非骨，凝然如石之物，即艾火之效也耳。"

艾灸在我国古代是一种延寿健身的保健方法，被时人称为长寿健身术。早在春秋战国时期《灵枢经》记载："灸则强食生肉。"指艾灸有增进食欲，促进人体正常发育之功。唐代著名医学家孙思邈，幼时多病，及至中年开始用灸法健身，常令"艾火遍身烧"，93岁时仍"视听不衰，神采甚茂"，甚至年过百岁还有精力著书立说。

公元5世纪，这种长寿健身术东传日本，在医学家和养生家的大力倡导下逐步推广，现已风行日本，受益者越来越多。灸法于17世纪中叶经由日本传入欧洲。灸法传至西方以后，开始并未引起人们广泛注意，使用艾灸者多是从亚洲返回欧洲的医师。其中拿破仑的军医拉兰在灸法的推广应用中起到重要作用。灸法传入西方后，曾在18世纪以后风行，但从19世纪中叶起逐步衰退。灸法是一种行之有效的健身方法，只要持之以恒，就能够增强人体抵抗疾病的能力，推迟衰老的到来。

为什么艾灸能使人延年益寿呢？原因是艾灸能加强白细胞的吞噬能力，加速各种特异性和非特异性抗体的产生，提高其免疫效应，大大增强了人体免疫功能。同时灸法还能改善人体各个系统的功能，提高人体的抗病能力，从而有利于多种疾病的康复。此外，灸法跟药物治病的原理虽有相似的地方，但跟药物的单向调节作用不同，更容易使人恢复到最佳状态。比如艾灸后，在低血压情况下，有升压作用，相反在高血压情况下，又有明显的降压作用。艾灸对心率、血糖、血小板数目等也具有类似的调整功能，而一般药物都不具备这种特殊的功能。因此，灸法安全可靠，宜于长期使用，不会出现药物的毒副作用。

现代科学认为，衰老归根结底是由于人体免疫功能低下、疾病和人体各系统机能失调等多种原因造成的。据统计，艾灸法适用于300多种疾病，疗效显著者占200余种，所以经常施灸能对人体产生明显的良性影响，使人青春常驻，延年益寿。

《图解艾灸治百病》是以直观图解的形式，针对不同病症，在相应穴位采用不同灸法进行治疗。相信通读全书后，你将成为自己和家人的灸疗师。

编者
2013年2月

Contents 目录 ▶

艾叶

艾灸原料是艾。每年3~5月间，采集鲜嫩肥厚的艾叶，放在日光下曝晒，干燥后放在石臼中捣辛，筛去泥沙杂梗，便成为艾绒了。根据需要再将艾绒制成艾炷或艾条。

七灸

绒铺在患处或穴位上，在日曝晒，每次10~20分钟，为中暑可以借助聚光镜聚焦，勿使艾绒点燃为度。

图解艾灸治百病

艾炷制法

将制好的艾绒放在平板上，用拇指、食指、中指边捏边旋转，把艾绒捏紧成规格大小不同的圆锥形艾炷柱形。

瘢痕灸

用小艾炷直接安放在穴位上施灸，灸后局部皮肤被烧伤，产生无菌性化脓现象，故又称化脓灸。

熨灸

将艾绒平铺在腹部、穴位上或患处上面，然后覆盖几层棉布，用熨斗或热水袋在布上面温熨。

目
录

无瘢痕灸
将艾炷直接安放在皮肤上灸治,但以不烧伤皮肤为度。适用于治疗哮喘、眩晕、慢性腹泻等虚寒性轻证。

隔姜灸、隔蒜灸
用蒜片或姜片作隔垫物的一种施灸方法。

发疱灸
用艾炷在人体特定的穴位上施灸,使局部皮肤充血、潮红,甚至起疱如灸疮。适用于慢性虚寒性疾病。

温和灸

将艾条一端点燃，对准施灸部位，距皮肤3厘米~5厘米处进行施灸。

回旋灸

将点燃的艾条悬于施灸部位，距皮肤3~5厘米处，平行往复回旋。

● 阅读导航

　　我们在此特别设置了阅读导航这一单元，对内文中各个部分的功能、特点等做一说明，意在提高读者在阅读本书时的效率。

精确取穴
　　最新国际标准穴位图，直观展现每个穴位的精确位置

标题
　　从这里开始我们的阅读旅程

导语
　　总述这一节讲了什么

精彩正文
　　简单易懂的文字，让你轻松读懂艾灸知识

取穴技巧速查索引
　　按照索引的指导，这里出现的每个穴位都可以找到对应的简易取穴技巧

健康贴士
　　告诉你生病期间饮食起居的注意事项

叶
性味：味苦，性微温，无毒。
主治：灸百病。

果实
性味：味苦，性温，无毒。
主治：明目，疗一切鬼气。

● 艾条与艾炷的制作方法

艾条制法

制作方法：取纯艾绒24克，平铺在长26厘米、宽20厘米的桑皮纸上，将其卷成直径约1.5厘米的圆柱。

艾炷制法

制作方法：将制好的艾绒放在平板上，用拇指、食指、中指边捏边旋转，把艾绒捏紧成规格大小不同的圆锥形艾炷。

艾炷规格

 1.5cm　1.2cm	 1cm　0.8cm	 0.8cm　0.5cm
大艾炷如半截橄榄大 炷底直径 1.2 厘米、高 1.5 厘米	**中艾炷如半截枣核大** 炷底直径 0.8 厘米，高 1 厘米，重约 0.1 克，燃烧 3～5 分钟	**小艾炷如麦粒大** 炷底直径 0.5 厘米，高 0.8 厘米

● 7种家庭常见的艾灸疗法

瘢痕灸

在选好的穴位上涂些蒜汁，安放艾炷点燃施灸，需待艾炷燃尽，除去艾灰。可灸3~9壮。

患者感到灼痛时，施灸者可用手轻轻拍打施灸部位，灸完需贴敷消炎药。

瘢痕灸：用小艾炷直接安放在穴位上施灸，灸后局部皮肤被烧伤，产生无菌性化脓现象，故又称化脓灸。这种灸法常用于治疗哮喘、慢性肠胃病、肺痨、瘰疬、痞块、癫痫以及久治不愈的皮肤溃疡病。

无瘢痕灸

先在选好的穴位上涂些凡士林或甘油，以使艾炷便于黏附。

然后选用中、小艾炷固定，从上端点燃，当剩2/5、未烧及皮肤、有灼痛感时更换艾炷，再灸3~6壮。

无瘢痕灸：无瘢痕灸是将艾炷直接安放在皮肤上灸治，但以不烧伤皮肤为度。用于治疗哮喘、眩晕、慢性腹泻等虚寒性轻证。

发疱灸

发疱灸：发疱灸是用艾炷在人体特定的穴位上施灸，使局部皮肤充血、潮红，甚至起疱如灸疮。适用于慢性虚寒性疾病。

用小艾炷施灸，待患者感到发烫时继续灸3~5秒钟。

施灸部位皮肤可出现黄斑，1~2小时后局部发疱。

隔姜灸、隔蒜灸

取姜片（蒜片），放在施灸穴位上，然后将艾炷置于姜片（蒜片）上点燃。

隔姜灸、隔蒜灸： 用蒜片或姜片作隔垫物的一种施灸方法。

隔盐灸

取食盐研细，填平脐窝。在盐上置大艾炷点燃施灸。

隔盐灸： 用食盐填平脐窝（神阙穴）作隔垫物的一种施灸方法。

艾条灸

艾条温和灸： 将艾条一端点燃，对准施灸部位，距皮肤3～5厘米处进行施灸。

回旋灸： 将点燃的艾条悬于施灸部位，距皮肤3～5厘米处，平行往复回旋。

艾饼灸

日光灸： 将艾绒铺在患处或穴位上，在日光下曝晒，每次10～20分钟，为防止中暑可以借助聚光镜聚焦。

熨灸： 将艾绒平铺在腹部穴位上或患处上面，然后覆盖几层棉布，用熨斗或热水袋在布上面温熨。

第一章

艾灸基本知识

艾灸是一种使用燃烧着的艾条悬灸人体穴位的中医疗法。它的特点是通过对人体穴位施灸，产生温热刺激作用，从而达到防病治病、长寿保健的作用。这种疗法最早可以追溯到远古时代。经过数千年的发展，艾灸疗法不断完善，成为中医学众多疗法中的明星。本章内容包括：艾灸的历史渊源、艾灸养生祛病机理、艾灸的治疗原则、艾灸的取穴原则与配穴方法、艾灸取穴的方法、禁灸穴、艾灸疗法的种类。

本章看点 ▽

- **艾灸——最古老的中医疗法**

  艾灸疗法最早可以追溯到远古时代。

- **艾灸养生祛病机理**

  艾灸疗法可以治寒、热、虚，并取得良好的效果。

- **艾灸的治疗原则**

  灸疗治疗原则是艾灸治疗疾病必须遵循的准则。

- **艾灸取穴的原则与配穴方法**

  在治疗时，取穴配穴得当与否直接关系到治疗效果的好坏。

- **艾灸取穴的方法**

  掌握正确的方法是准确取穴的基础。

- **禁灸穴——这些穴位千万不能灸**

  凡是不可施灸的穴位称之为禁灸穴。

- **艾灸疗法的种类**

  艾灸疗法包括艾炷灸、艾条灸、艾饼灸、艾熏灸4类。

艾灸 ——最古老的中医疗法

艾灸是一种使用燃烧着的艾条悬灸人体穴位的中医疗法。它的特点是通过对人体穴位施灸，产生温热刺激作用，从而达到防病治病、长寿保健的作用。这种疗法最早可以追溯到远古时代。艾灸疗法不仅在我国医学史上有重要作用，对于世界医学也做出了巨大贡献。

● 艾灸的起源与传播

《灵枢·官能》中说："针所不为，灸之所宜。"艾灸作为我国最古老的一种防治疾病的方法，对于治疗很多疾病都有奇效。艾灸起源于我国原始社会，是在人类掌握和利用火以后的产物。远古先民风餐露宿缺乏治疗手段，遇有病痛人们只是用手掐按，或用石头敲击痛处，有时还会用火烤。久而久之，便积累了一系列治病方式，灸疗的雏形也在此时产生了。

两千多年前，我国的古人就已经广泛知晓采用艾绒作为灸疗的燃料。艾草在我国广为生长，古人大概先发现艾是引火、避蚊虫的理想材料，继而在用艾引火的过程中发明了艾灸。

战国、秦汉时期是中国传统医学理论的奠基时期，这一时期产生了《黄帝内经》《难经》等重要理论著作，这些著作中多有对艾灸的介绍。约成书于战国时代的《黄帝内经》，把灸法作为一个重要的内容进行系统介绍，书中记载了很多关于灸疗的起源和各种灸法及其适应证的知识。

东汉时期艾灸有了进一步发展。张仲景所撰写的《伤寒杂病论》中记载了不少用艾灸治疗某些三阴虚寒证的方法。成书于西汉末年至东汉延平年间的《黄帝明堂经》是我国第一部有成熟体系的、针灸并重的腧穴学经典著作，该书为艾灸提供了一定的理论基础。

三国之际诞生了最早的灸疗专著，即曹操之子魏东平王曹翕著《曹氏灸方》7卷，书中所载施灸孔穴增多，施灸的禁忌也较以前诸书具体，并申明禁灸原因。

两晋南北朝时期的战乱并未阻止艾灸的发展步伐。西晋皇甫谧编纂的《针灸甲乙经》是我国现存最早的灸疗专著，书中详尽地论述了各类疾病的证候、取穴，把艾灸专门化、系统化，对针灸学的发展起了重要的推动作用。晋代名医葛洪的著作中则强调了艾灸对传染病以及急救的作用。

南北朝时，灸疗不仅在民间盛行，而且传入了日本。公元552年，陈文帝将《针经》赠送给日本钦明天皇，艾灸术从此开始在日本流传。公元562年秋，吴人知聪携《明堂图》等医书160卷越海东渡，以后，日本多次派人来我国学医。灸术传入日本后深受朝野重视，发展迅速。

● 艾灸疗法的发展壮大

在唐代，灸学发展成为一门独立学科，唐朝建有医科学校，并设有针灸科，由针博士教授，唐太宗又命甄权等人校订《明堂》，做《明堂人形图》，足见唐朝对针灸的重视。孙思邈撰集的《备急千金要方》、《千金翼方》，提倡针灸并用，他特别注重灸量，施灸的壮数多至几百壮。此外，他还绘制了历史上最早的彩色经络腧穴图——《明堂三人图》。

宋代，更加重视艾灸在医疗中的作用，并将艾灸列为十三科之一，使灸学有了进一步的发展。此外，宋代的医学书籍中还有"天灸"或"自灸"的记载，这是一种不同于温热刺激的另类施灸方法。宋代的《太平圣惠方》《普济本事方》以及《圣济总录》等医方书中更多地收集了大量的灸疗内容。艾灸发展到元代并没有停滞，西方子的《明堂灸经》和《备急灸法》为灸学发展作出了巨大的贡献。

明代，是我国灸疗的全盛时期，其间灸疗学家辈出，参照古代树枝灸的方法，又有"桑枝灸"、"桃枝灸"、"神针火灸"以及艾条灸和药条灸。此外，明代还有灯火灸的记载，是用灯草焦油点火在患者皮肤上直接烧灼的一种灸法；还有利用铜镜集聚日光，作为施灸热源的所谓"阳燧灸"，与近代的"日光灸"颇为类似。明代医学家李时珍在《本草纲目》中曾有35处提到艾和艾灸的用途及灸法，这说明艾灸已经得到广泛的应用。

清代，灸疗学发展到了一个新的高度。吴谦等人撰写的《医宗金鉴·刺灸心法要诀》用歌诀的形式表达刺灸的各种内容，便于初学和记诵。清代吴亦鼎的专著《神灸经论》是我国历史上又一部灸疗学专著。雷丰的专著《灸法秘传》，对灸法的认识和应用更上一层楼。

新中国成立后，针灸在医疗、科研、教学等方面都得到了很大发展，各级中医院开设了针灸科，综合医院以及卫生院也开展了针灸医疗，全国以及各省市均先后建立了一批针灸研究机构。

艾灸历史源流

艾灸作为最古老的中医疗法，其历史源远流长。

远古 ↓	远古时代人民生活条件恶劣，缺乏治疗手段，遇到病痛人们只是用手揩按，或用石头敲击痛处；有时还会用火烤。久而久之，便积累了一系列治病方式，灸疗的雏形也在此时产生了

秦汉 ↓

张仲景
（约150年～219年）

①秦汉时期是中国传统医学理论的奠基时期，张仲景所著的《伤寒杂病论》着重记述了用艾灸补内治法之不足，以治疗某些三阴虚寒证的方法

②三国之际诞生了最早的灸疗专著，即曹操之子魏东平王曹翕著《曹氏灸方》7卷

两晋南北朝 ↓

①两晋南北朝时期的战乱并未阻止艾灸的发展步伐。西晋皇甫谧编纂的《针灸甲乙经》是我国现存最早的灸疗专著，书中详尽地论述了腧穴部位、灸法及禁忌等内容

②公元552年，陈文帝将《针经》赠送给日本钦明天皇，艾灸术从此开始在日本流传

隋唐 ↓

孙思邈
（约541年～682年）

在隋唐时代，灸学已发展成为一门独立学科，尤其是唐朝建立了医科学校，并设有针灸科。唐代名医孙思邈还提出针灸并用，注重灸量的观点

宋元 ↓

宋代更加重视艾灸在医疗中的作用，宋代的针灸书籍中还有"天灸"或"自灸"的记载，这种灸法类似于现在的发疱法

元代的艾灸大体上延续了宋代的成果，元代的西方子著有《明堂灸经》和《备急灸法》两部有关艾灸的作品

明 ↓

李时珍
（1518年～1593年）

明代是我国针灸的全盛时期，其间灸疗学家辈出，明代出现了桑枝灸、神针火灸、灯火灸等新方法。另外，医学家李时珍在《本草纲目》中曾有35处提到艾和艾灸的用途及灸法

清

清代是艾灸疗法向深层次发展的时代，吴谦等人撰集的《医宗金鉴·刺灸心法要诀》用歌诀的形式表达刺灸的各种内容，便于初学和记诵。吴亦鼎的专著《神灸经论》是我国历史上又一部灸疗学专著

图解艾灸治百病

古籍中的艾灸记载及其世界传播史

　　我国不少历史典籍和医疗著作中都有关于艾灸的记载，这些记载不仅是中国医学的财富，也对世界医学产生了巨大影响。

古籍中的艾灸记载

著 作	朝 代	有关艾灸的内容摘录
《孟子·离娄》	战国	七年之病，求三年之艾
《素问·异法方宜论》	不详	北方者，天地所闭藏之域也，其地高陵居，风寒冻冽，其民乐野处而乳食，脏寒生满病，其治宜灸焫，故灸焫者，亦从北方来
《伤寒杂病论》	东汉	少阴病，下利，脉微涩，呕而汗出，必数更衣，反少者，当温其上，灸之。
《千金方》	唐代	至于火艾，特有奇能，虽曰针、汤、散皆所不及，灸为其最要
《备急灸法·骑竹马灸法》	南宋	灸罢二穴……其艾火即随流注先至尾闾，其热如蒸，又透两外肾，俱觉蒸热，移时复流足涌泉穴，自下而上，渐渐周遍一身
《本草纲目》	明代	艾灸用之则透诸经，而治百种病邪，其沉疴之人为康泰，其功大矣

艾灸的世界传播史

中国

　　公元5世纪我国的医学传入朝鲜。公元692年，古朝鲜医学教育以《针灸甲乙经》、《针经》、《明堂经》等教授学生。朝鲜把艾灸作为它们传统医学的重要部分保流至今

　　公元562年（陈文帝天嘉三年）秋八月，吴人知聪携《明堂图》等医书160卷越海东渡，将我国的艾灸疗法传入日本。之后，又经过多次交流，艾灸疗法在日本日渐盛行

　　大约在明治45年，日本医家开始运用西方科学的方法对灸法进行研究，将实验动物学引入针灸学领域

　　灸疗于17世纪中叶经由日本传入欧洲。灸法传至西方以后，开始并未引起人们广泛注意，使用艾灸者多是从亚洲返回欧洲的医师。拿破仑的军医拉兰在灸法的推广应用中起到重要作用，使得灸法在欧洲得到了较大程度的推广。灸法传入西方后，曾在18世纪以后风行，但从19世纪中叶起逐步衰退

001

艾灸养生祛病机理

多年临床研究证实：艾灸疗法对寒、热、虚、实证，有良好的疗效。既然同样的灸法可治疗不同病症，那么，灸法治疗这些病症的机理是什么呢？

艾灸的一般性治疗效应由两方面构成。

一是艾灸产生的特殊的"药气"所引起的效应。《名医别录》曰："艾味苦，微温，无毒，主灸百病。"《本草从新》也指出："艾叶苦辛……纯阳之性，能回垂绝之阳……"灸法所采用的艾叶药性偏温，为纯阳之品，加之艾火产生的热力，使得灸法具有独特的温煦阳气，温通气血，温经散寒之功效。艾灸时产生的"药气"被皮表和呼吸吸收后，能起到抗菌、抗病毒及杀灭微生物的作用，也就是古人常说的，艾灸有直接的"驱邪效用"。此外，这种药气还具安神、醒神、通窍的效用。

二是艾灸生火热，其热刺激所引起的效应。艾灸是通过经络体表直接给予人体优良的温阳功效，这又是中药所不及的。艾灸生热，适量的热刺激施于适当的穴位便产生治病效应。在绝大多数情况下，实证、热证、虚证、寒证，在病体体表可以出现一些"嗜热性"。因此，在施灸过程中，患者会无一例外地感觉舒适。

为什么会产生这种舒适感呢？因为，艾灸的温热刺激，使局部皮肤充血，毛细血管扩张，增强局部血液循环与淋巴循环，缓解消除平滑肌痉挛，使局部皮肤代谢组织的代谢能力加强，促使炎症、粘连、渗出物、血肿等病理产物消散吸收；还可降低神经系统的兴奋性，发挥镇静、镇痛作用；同时温热作用还能促进药物吸收。

艾灸的治疗方式是综合的，其中包括了局部刺激、经络穴位、药物诸因素。因此，灸疗作用于人体主要表现的是一种综合作用，是各种因素相互影响、相互补充、共同发挥的整体治疗作用。

艾灸是治疗手段，属于外因，外因要通过人体的反应（内因）起作用。研究人员发现，相同的灸疗对患同样疾病的不同患者，其传感不一样，疗效也不尽相同。究其原因是人体的反应性各有差异。因此在用艾灸治疗疾病时，应根据患者的具体情况进行合理选择，灵活应用。

艾灸的治疗原则

艾灸治疗原则是艾灸治疗疾病必须遵循的准绳，是整个治疗过程中的指导原则。艾灸治疗原则可归纳为辨证与辨经、标本缓急、补虚泻实等。

● 辨证与辨经

疾病总是表现出相关的症状和体征。证候表现于一定的部位，有寒热、虚实的不同性质，并发生在疾病的不同阶段，这些病位、病性、病程，都成为辨证的主要内容。辨经，即是辨识疾病的具体部位。

● 标本缓急

标与本、缓与急是一个相对的概念，在疾病的发生、发展过程中，标本缓急、复杂多变。标本缓急的运用原则有以下 4 点。

1. 治病求本：即针对疾病的本质进行治疗。临床症状只是疾病反映于外的现象，通过辨证，由表及里，由现象到本质进行分析，找出疾病发生的原因、病变的部位、病变的机制，概括出疾病的本质。

2. 急则治标：在特殊情况下，标与本在病机上往往相互夹杂，其证候表现为标病急于本病，如未及时处理，标病可能转为危重病症，论治时则应随机应变，先治标病，后治本病。

3. 缓则治本：在一般情况下，本病病情稳定，或虽可引起其他病变，但无危急证候出现，或标本同病，标病经治疗缓解后，均可按"缓则治本"的原则予以处理。

4. 标本兼治：当标病与本病处于俱缓或俱急的状态时，均可采用标本兼治法。

● 补虚泻实

补虚就是扶助人体的正气，增强脏腑器官的功能，补益人体的阴阳气血以抗御疾病。泻实就是驱除邪气，以利于正气的恢复。艾灸治疗的"补虚"与"泻实"，是通过艾灸的方法激发机体本身的调节功能，从而产生补泻的作用，达到扶正祛邪的目的。

004 艾灸的取穴原则与配穴方法

艾灸疗法主要是通过艾灸作用于穴位来治疗各种疾病，因此，在治疗时，取穴配穴得当与否直接关系到治疗效果的好坏。人体有361个经穴和众多的经外奇穴，每个穴位的功能各不相同。只有根据临床经验和经穴理论掌握一定的取穴原则才能合理地为患者取穴灸治。取穴原则主要包括局部取穴、远部取穴和随证取穴。

● 艾灸的取穴原则

1. 局部取穴：局部取穴是指用艾灸直接作用在病痛的所在位置，或病痛临近之处。局部取穴是以调整局部功能为主，提高全身机能为辅的一种取穴法。这一取穴原则提出的根据是病证器官临近的各穴均具有区域性的就近治疗的作用。如头部各穴均能治头痛；眼眶各穴均能治目疾；耳郭周围各穴均能治耳病；腹部各穴均能调理肠胃；胸背诸穴均能作用于心肺；四肢诸穴均能作用于关节。

局部取穴具有改善病灶处血管和淋巴管的功能。用艾灸给局部升温，能疏导患处的血液循环和淋巴流，增强局部的抗病能力，加速新陈代谢，促进渗出物之吸收，有助于减轻水肿和消退炎症。

局部取穴的应用非常广泛，凡是症状在体表表现明显的病证和较为局限的病证，均可使用此方法选取穴位，进行治疗。

2. 远部取穴：用艾灸作用在远离病痛的经穴，称之为远端取穴。这一取穴原则是依据穴位具有远治作用提出的。人体许多穴位，尤其是四肢、关节上的穴位，不仅可以治疗局部病证，还能治疗远端病症。这种方法以提高全身机能为主，改善局部状况为辅。

远部取穴具有调整全身的功能，激发经气流行的效果：对远端的穴位施灸能打通相关经络通道，清除积滞在患处及关联区域的病理产物。

远部取穴运用非常广泛，取穴时既可取脏腑经脉的本经穴位，也可取与病变脏腑经脉相表里的经脉上的穴位或名称相同的经脉上的穴位。

3. 随证取穴：随证取穴是针对某些全身症状或疾病的病因病机而选取穴位。这一取穴原则是根据中医理论和穴位主治功能而提出的。因为有许多全身性疾病难以判断方位，如失眠、昏迷等，不适合用上述取穴方法，此时就必须根据病症的性质进行分析判断，弄清病证所属脏腑和经脉，再按照随证取穴的原则选取适当的穴位进行治疗。

● 艾灸的配穴方法

配穴是根据病症的需要选取两个或两个以上主治相同或相近、具有协同作用的穴位加以配伍应用的方法。配穴时应处理好主穴与配穴的关系，配穴时要做到少而精，主次分明。配穴是否得当，直接影响治疗效果。常用的配穴方法主要包括本经配穴法、表里经配穴法、同名经配穴法、上下配穴法、前后配穴法和左右配穴法等。

1. 本经配穴法：指某一脏腑、经脉发生病变而未涉及其他脏腑时，即选取该病变经脉上的穴位，配成处方进行治疗。如肺病咳嗽，可取肺募中府，同时远取本经之尺泽、太渊。

2. 表里经配穴法：指以脏腑、经脉的阴阳表里配合关系为依据。即当某一脏腑经脉有病时，取其表里经穴位组成处方施治。如肝病可选足厥阴经的太冲配与其相表里的足少阳胆经的阳陵泉。

3. 同名经配穴法：指以同名经"同气相通"的理论为依据，以手足同名经穴位相配的方法。如牙痛可取手阳明经的合谷配足阳明经的内庭；头痛取手太阳经的后溪配足太阳经的昆仑等。

4. 上下配穴法：指将腰部以上或上肢穴位与腰以下或下肢穴位配合应用的方法。上下配穴法的应用很广泛，如胃病取内关配足三里，牙痛取合谷配内庭，脱肛或子宫脱垂取百会配长强。此外，八脉交会穴配合，如内关配公孙，外关配临泣，后溪配申脉，列缺配照海等，也属于本法的具体应用。

5. 前后配穴法：指选取胸腹和后背的穴位配合应用的方法。亦名"腹背阴阳配穴法"。凡治脏腑疾患，均可采用此法。例如，胃痛前取中脘、梁门，后取胃俞、胃仓；哮喘前取天突、膻中，后取肺俞、定喘等。

6. 左右配穴法：指选取肢体左右两侧穴位配合应用的方法。临床应用时，一般左右穴同时取用。如心病取双侧心俞、内关，胃痛取双侧胃俞、足三里等；另外，左右不同名穴位也可同时并用。如左侧面瘫，取左侧颊车、地仓，配合右侧合谷等；左侧偏头痛，取左侧头维、曲鬓，配合右侧阳陵泉、侠溪等。

005 艾灸取穴的方法

穴位是人体脏腑经络气血输注于体表的部位。穴位也是灸点，是治疗疾病的刺激点。灸点的准确与否，直接影响灸治的疗效。常用的艾灸取穴方法有体表标志法、手指比量法、骨度分寸法和简易取穴法4种，本节对前3种方法作了具体描述。

● 体表标志法

根据人体体表各种标志（如凹陷、突起、缝隙、皱纹等）而取定穴位的方法又称"自然标志定位法"。因其自然体表标志有固定与活动之别，故又分为固定标志与活动标志取穴法。

1. 固定标志：指参照人体上不受活动影响、固定不移的标志取穴的方法。如五官、毛发、指甲、乳头、脐窝以及骨节突起和凹陷、肌肉隆起等部位。利用这些标志取穴，准确、迅速、简便，易于初学者掌握。

2. 活动标志：指根据作相应的动作姿势才会出现的标志取穴的方法。如皮肤的褶皱、肌肉部凹陷、关节间隙等。利用活动标志取穴时需摆出恰当的体位、姿势才能准确取穴，因此，不如固定标志取穴简单易学。

● 手指比量法

以患者的手指作为标准尺度来量取穴位的方法，又称"手指同身寸取穴法"。因各人手指的长度、宽度与自身各部位存在一定的比例关系，因此，可以用手指比量来测量取穴。在自我施灸时，用自己的手指比量更符合折算的要求，取穴更加精确。手指比量法有3种，其适用范围各不相同。

1. 中指同身寸：这是手指比量法中较常用的方法之一。中指弯曲时中节内侧两端横纹之间距离为1寸。适用于四肢部取穴的直寸和背部取穴的横寸。

2. 拇指同身寸：拇指第1关节的横度为1寸。适用于四肢部取穴的直寸。

3. 横指同身寸：又称"一夫法"。食指、中指、无名指和小指并拢，以中指第二节纹线处四横并紧后的共同横行长度为"一夫"，四指宽度为3寸。适用于下肢、腹部和背部取穴的直寸。

● 骨度分寸法

骨度分寸法，古称"骨度法"，又叫"分寸折量法"，即以骨节为主要标志测量周身各部的大小长短，并依其尺寸按比例折算为定穴标准。都应以患者的本身身材为依据，因此此种方法适合所有人群。

体表标志法与手指比量法

体表标志法和手指比量法这两种方法是诸多取穴法中较简便易学的。

体表标志法

两眉之间为印堂穴。

鼻尖处为素髎穴。

两乳连线的中点为膻中穴。

肚脐旁两寸，与肚脐相平处为天枢穴。

小腿外侧，接近膝关节一端的腓骨突起前下缘处为阳陵泉。

手指比量法

| 中指同身寸 | 拇指同身寸 | 横指同身寸 |

常用骨度分寸表

骨度分寸法：将人体各部位分成若干等分，每一等分为1寸，作为量取穴位的标准。

部位	起止点	分寸	说明	
头颈部	前发际正中至后发际正中	12寸	用在头部，前额部及后颈部的直寸。当头发稀少，前后发的边缘不清楚时，可从眉心至后颈最高的第7颈椎骨下缘作18寸，其中眉心至前发边为3寸，后发缘下也加了3寸	
	前发际正中至眉心	3寸		
	后发际正中至第7颈椎棘突	3寸		
	两额角发际之间	9寸		
胸腹部	两乳头之间	8寸	女子可取两锁骨中点之间的距离作8寸，用在胸腹部	胸部及胁肋部取穴直寸，一般根据肋骨计算，每肋骨折作1寸6分
	胸骨体下缘（歧骨）至脐中	8寸	用在上腹部，剑突骨折作0.5寸	
	脐中至耻骨联合上缘	5寸	用在下腹部	
背腰部	肩胛骨内侧缘至脊柱正中	3寸	用于背部	背部直寸以脊柱间隙为取穴根据
上肢	腋前（后）横纹至肘横纹	9寸	用在上臂内外侧部	
	肘横纹至腕横纹	12寸	用在前臂内外侧	
下肢	股骨大转子至腘横纹	19寸	用于大腿	
	腘横纹至外踝尖	16寸	用于小腿外侧	
	耻骨联合上缘至股骨内上髁上缘	18寸	用于大腿部	
	胫骨内侧髁下缘至内踝尖	13寸	用于大腿前外侧部	
	臀横纹至腘横纹	14寸	用于大腿后部	
	内踝尖至足底	3寸	用于足内侧部	

常用骨度分寸图

骨度分寸法又叫"分寸折量法"，这种方法是按照人体比例计算的，因此不论患者为成人、小孩或高矮胖瘦均可适用。

前面头发边际至后面头发边际（12寸）

前面头发边际至眉心（3寸）

两头发角之间（9寸）

后面头发边际至第7颈椎棘突（3寸）

第7颈椎棘突

两乳头或锁骨中的之间（8寸）

腋前（后）横纹至肘横纹（9寸）

肘横纹至腕横纹（12寸）

胸骨体下缘至脐中（8寸）

脐中至耻骨联合上缘（5寸）

两肩胛骨内缘之间（6寸）

两肩胛冈相平第3胸椎

肩胛骨下角相当第七（胸）椎

髂嵴相当第四腰椎棘突。

耻骨联合上缘至股骨内上髁上缘（18寸）

侧骶髂节间（3）

股骨大粗隆至筋中（19寸）

胫骨内侧髁上缘至内踝尖（13寸）

膝中至外踝尖（16寸）

006 禁灸穴 ——这些穴位千万不能灸

凡是不可施灸的穴位称之为禁灸穴。关于禁灸穴我国诸多医学古籍中均有记载。

我国医学古籍首次明确提出禁针、禁灸穴的为《针灸甲乙经》。《针灸甲乙经》记载禁灸穴位有 23 个：头维、承光、风府、脑户、喑门、下关、耳门、人迎、丝竹空、承泣、百环腧、乳中、石门、气冲、渊腋、经渠、鸠尾、阴市、阳关、天府、伏兔、地五会等。

清代的禁灸穴歌，介绍禁灸穴达 45 个之多，分别为：哑门、风府、天柱、承光、头临泣、头维、丝竹空、攒竹、睛明、素髎、禾髎、迎香、颧髎、下关、人迎、天牖、天府、周荣、渊液、乳中、鸠尾、腹哀、肩贞、阳池、中冲、少商、鱼际、经渠、地五会、阳关、脊中、隐白、漏谷、阴陵泉、条口、犊鼻、阴市、伏兔、髀关、申脉、委中、殷门、承扶、白环俞、心俞。

清代医学著作《针灸逢源》又加入脑户、耳门二穴为禁灸穴。至此，禁灸穴总计为 47 穴。

观察上述禁灸穴位的部位归属，均分布于头面部、重要脏器和表浅大血管的附近，以及皮薄肌少筋肉结聚的部位。因此，使用艾炷直接对这些穴位施灸，会产生相应的不良后果。如在头面部穴位施灸会留下疤太难看，大血管浅表处瘢痕灸容易损伤到血管，还有一些穴位位于手或足的掌侧，如中冲、少商、隐白，这类可能在施灸时较疼痛，易造成损伤，而且容易引起脏器的异常活动。

禁灸穴是艾灸应用过程中避免事故发生的根据，是我国古人多年临床实践的经验之谈。但是，随着现代医学的进步，通过人体解剖学人们更加深入地了解人体各部位的结构，古人所说的禁灸穴大都可以用艾条或者灸盒温和施灸，这样既不会对机体有创伤，而且能够使艾灸疗法可以很好地为我们服务。

现代中医临床证实，禁灸穴只有 4 个，即睛明穴、素髎穴、人迎穴、委中穴。不过妇女妊娠期小腹部、腰骶部、乳头、阴部等均不宜施灸。

古今禁灸穴对比

古籍中记载的禁灸穴共有 47 个，随着医学进步，艾灸方法的改进，现代医学证实只有睛明、素髎、人迎、委中 4 个穴位为禁灸穴。

名称	头面颈部	胸腹胁部	肩背腰骶部	四肢部
古代禁灸穴	哑门、风府、天柱、承光、头临泣、头维、丝竹空、攒竹、睛明、素髎、禾髎、迎香、颧髎、下关、人迎、天牖、脑户、耳门	周荣、渊液、乳中、鸠尾、腹哀	肩贞、脊中、白环俞、心俞、阳关	天府、阳池、中冲、少商、鱼际、经渠、地五会、隐白、漏谷、阴陵泉、条口、犊鼻、阴市、伏兔、髀关、申脉、委中、殷门、承扶
现代禁灸穴	睛明、素髎、人迎	无	无	委中

现代禁灸穴

素髎穴
部位：位于人体的面部，鼻尖的正中央。
主治：鼻塞，鼻出血，鼻流清涕，鼻中肉，鼻渊，惊厥，昏迷，新生儿窒息。

睛明穴
部位：属于足膀胱经经脉的穴道，在目内眼角旁 1 分处，鼻梁旁的凹陷处。
主治：急慢性眼结膜炎、眼睛充血红肿、假性近视、轻度近视、散光、老花眼、夜盲症、早期轻度白内障、迎风流泪等。

人迎穴
部位：位于颈部，在前喉结外侧大约 3 厘米处。
主治：对咽喉肿痛、气喘、瘰疬、瘿气、高血压具有良好的疗效。

委中穴
部位：属足膀胱经经脉的穴道，在膝盖后区，腘横纹中点。
主治：腰腿无力、腰痛、四肢发热、热病汗不出、小便难，以及中暑，急性胃肠炎、坐骨神经痛、小腿疲劳、颈部疼痛、下肢瘫痪，臀部疼痛、膝关节疼痛、腓肠肌痉挛等病症。

007 艾灸疗法的种类

艾灸疗法是将艾绒置于体表穴位或患处烧灼施灸的方法,是中医最常用的一种治病方法。包括艾炷灸、艾条灸、艾饼灸、艾熏灸4类。

● 艾炷灸

艾炷灸是用艾绒制成圆锥形艾炷,直接或间接置于穴位上施灸的方法。施灸时,用火柴或燃着的线香点燃艾炷顶部即可。根据操作方法的不同分为直接灸与间接灸两类。

1. 直接灸:直接灸是把艾炷直接安放在皮肤上施灸的一种方法,又称着肤灸、明灸。直接灸又分为瘢痕灸、无斑痕灸和发疱灸3种。

瘢痕灸:将小艾炷直接安放在穴位上施灸,灸后局部皮肤被烧伤,产生无菌性化脓现象,故又称化脓灸。施灸时穴位上涂抹蒜汁粘牢艾炷,点燃艾炷施灸,待艾炷燃尽,除去艾灰,更换新炷再灸。当燃艾炷烧到皮肤,患者感到灼痛时,施灸者可用手轻轻拍打施灸部位四周,以减轻疼痛。这种灸法常用于治疗哮喘、慢性肠胃病、肺痨、瘰疬、痞块、癫痫,以及久治不愈的皮肤溃疡病,同时可以防治高血压和中风。

无瘢痕灸:将艾炷直接安放在皮肤上灸治,但以不烧伤皮肤为度。施灸时,在选好的穴位上涂些凡士林黏附艾炷,从上端点燃。当艾炷燃烧至患者感到皮肤发烫时,即将艾炷压灭或用镊子取下,更换新炷再灸。适用于治疗哮喘、眩晕、慢性腹泻等一般性虚寒病轻证和疣癣、痣、疣及皮肤溃疡。

发疱灸:用小艾炷施灸,待患者感到发烫时继续灸3～5秒钟。此时施灸部位皮肤可出现黄斑,1～2小时后局部发疱,一般不需挑破,3～4日后可自然吸收。适用于一般慢性虚寒性疾病,如哮喘、瘰疬及疖疮、皮炎、疣癣、白癜风等。

2. 间接灸:间接灸是在艾炷与皮肤之间用某种物品隔垫而施灸的方法,又称隔物灸。常用的有隔姜灸、隔蒜灸、隔葱灸、隔盐灸等方法。

隔姜灸:是用姜片作隔垫物的一种施灸方法。施灸时,将鲜生姜切成0.2～0.3厘米的薄片,中间用针扎数孔,放在施灸穴位上,然后将艾炷置于姜片上点燃。施灸过程中患者感到灼烫不能忍受时,可将姜片略提起或缓慢移动,待灼烫感消失后放下再灸。这种灸法对寒性呕吐、腹痛、遗精、早泄、阳痿、不孕、痛经、面瘫及风寒湿痹疗效较好。

隔蒜灸：是用蒜片或蒜泥作隔垫物的一种施灸方法。将独头大蒜切成厚0.2～0.3厘米薄片或捣成蒜泥，制成蒜饼，中间用针扎数孔，放在施灸穴位上，上置艾炷点燃。为防止起疱，施灸过程中可将蒜片向一侧提起或缓慢移动。用来治疗肺结核、腹中积块、胃溃疡、皮肤红肿、瘙痒、蛇蝎毒虫所伤等。

　　隔葱灸：是用葱作隔垫物的一种施灸方法。将葱白切成0.2～0.3厘米厚数片或捣成葱泥，平敷在脐中及周围，或者敷于患处，上面放置大艾炷点燃施灸，灸到局部温热舒适，不感灼痛为止。适用于治疗虚脱、尿闭、疝气、乳痈等疾病，疗效很好，还可用于减肥、保健美容和抗衰老。

　　隔盐灸：是用食盐填平脐窝作隔垫物的一种施灸方法。又称神阙灸。取纯净干燥的食盐填平脐窝，在盐上置大艾炷点燃施灸，或在盐上放置姜片、药饼等隔垫物再施灸。施灸过程中患者稍感灼痛时需更换新艾炷。常用于治疗中寒、腹痛、吐泻、痢疾、淋病、阳痿、滑泄、中风脱证、不孕等，有强壮保健、美容、抗衰老作用。

● 艾条灸

　　艾条灸是用棉纸把艾绒包裹卷成圆筒状的艾卷，点燃一端，在穴位或患处进行熏灸的一种施灸方法。艾条灸包括悬起灸、触按灸、间接灸3种，其中最常用的是悬起灸。悬起灸是将点燃的艾条悬于施灸部位上的一种施灸方法。悬起灸又有温和灸、回旋灸、雀啄灸3种方法。

　　温和灸，是将艾条一端点燃，对准施灸部位，距皮肤约3～5厘米进行熏灸，每次约10～15分钟，施灸过程中患者局部有温热感但无灼痛，灸到皮肤稍起红晕为止，多用于风寒湿痹及慢性病。回旋灸：又称熨热灸。其方法将点燃的艾条悬于施灸部位距皮肤约3～5厘米处，平行往复回旋施灸20～30分钟，使皮肤有温热感。适用于面积较大的风湿痹痛、软组织劳损、神经性麻痹及皮肤病等。雀啄灸是将点燃的艾条对准施灸部位，一上一下摆动，像麻雀啄食一样，忽近忽远地施灸5～20分钟左右。施灸时应避免烫伤皮肤。多适用于治疗急性病、昏厥急救等需较强火力施灸的疾病。

● 艾饼灸

　　有熨灸和日光灸两种。熨灸是将艾绒平铺在腹部、穴位上或患处上，然后覆盖几层棉布，用熨斗或热水袋在布上面温熨。多用于风寒湿痹、痿证、寒性腹痛、腹泻等。日光灸是将艾绒铺在患处或穴位上，在日光下曝晒，每次10～20分钟。适用于风寒湿痹、小儿五迟、皮肤色素变性及虚弱性疾病。

● 艾熏灸

艾熏灸包括烟熏灸、蒸气灸和温灸器灸3种。烟熏灸是把艾绒放在容器内燃烧，用艾烟熏灸患处或穴位的一种治病方法。用于治疗风寒湿痹及痿证。蒸气灸是把艾叶或艾绒放在容器内用水煮沸，用蒸气熏患处的一种治疗方法，可边煮边熏，也可煮开后倒入盆中再熏。适用于风寒湿痹。温灸器是利用专门器具施灸的一种方法。这种方法的优点是可以长时间连续给患者以舒适的温热刺激，使局部发热，有利于气血运行，使用方便，适用于风寒湿痹、胃痛腹胀、腹痛泄泻、痿证等。

● 非艾灸法

除了以上艾灸方法还有一些非艾灸法，这些方法也是灸疗过程中能够用到的，以下对这些方法进行简单介绍：

非艾灸法主要有两类：一类是热源灸法，一类是无热源灸法。热源灸法是指不用艾灸而用其他材料作为热源的方法。热源灸中有的是直接用植物茎干作为材料施灸的。如灯草灸是用灯心草蘸麻油点燃后，快速接触穴位淬灸；桑枝灸是将桑枝点燃后，用炭火在疮口上施灸以治疗疮疡。还有的是将草药捣碎制成类似艾炷或艾条的药锭放在穴位上点燃进行施灸的方法，如麻叶灸是用天麻叶和花捣碎作炷，类似艾炷灸的灸法；药捻灸是用多种药物粉末制成药捻进行施灸。

无热源灸法是指用一些对皮肤有刺激性，能引起发疱的药物敷贴于穴位或患处的一种方法。古称"天灸"、"自灸"，现在称药物发疱灸。使用无热源灸时先敷上灸药，药效发作后能使局部皮肤潮红、充血，甚至起疱，感觉如同火燎。这种灸法所用药物大多是单味中药，但也有用复方的。常用的有大蒜、斑蝥、白芥子、鲜毛茛、巴豆、细辛、甘遂、天南星、蓖麻子等。

艾灸分类图解

艾灸的种类很多，大致可分如下几种：

艾灸
- 艾炷灸
  - 直接灸
    - 瘢痕灸
    - 无瘢痕灸
    - 发疱灸
  - 间接灸
    - 隔葱灸　黄土灸　蒜泥灸
    - 隔蒜灸　隔盐灸　蚯蚓灸
    - 韭菜灸　附子灸　巴豆灸
    - 豆豉饼灸　隔姜灸
- 艾条灸
  - 悬起灸
    - 温和灸
    - 回旋灸
    - 雀啄灸
  - 间接灸
  - 触按灸
    - 雷火神针灸　乙太神针灸
    - 艾火针衬垫灸　神灯照灸
- 艾饼灸
  - 熨灸
  - 日光灸
- 艾熏灸
  - 烟熏灸
  - 蒸汽熏灸
  - 温灸器灸
    - 温灸盒
    - 温灸筒
    - 温灸管

第二章

经络与穴位

经络穴位是艾灸的作用点，也是艾灸养生祛病的关键点。经络是经脉和络脉的总称，是人体联络、运输和传导的体系；也是人体气血运行的通道；穴位是人体经络气血输注于体表的部位。经络系统是由十二经脉、奇经八脉、十二经别、十二经筋、十二皮部，十五络脉以及浮络、孙络等组成。艾灸通过药物作用和温热作用停留在腧穴或通过经脉释放到全身，产生整体调节作用，使疾病得以治愈。

本章看点 ▽

- 经络概说

  经络是经脉和络脉的总称。

- 十二正经

  十二正经是人体经络系统的主体。

- 奇经八脉与十五络脉

  奇经八脉是人体中别道奇行的经脉。

- 腧穴概说

  腧穴就是人体经络气血输注于体表的部位。

经络概说

经络是经脉和络脉的总称。是人体联络、运输和传导的体系，也是人体气血运行的通道。

● 经络的含义及分布规律

经络中的经，有路径的含义，经脉贯通上下，沟通内外，是经络系统中的主干；络，有网络的含义，络脉是经脉别出的分支，较经脉细小，纵横交错，遍布全身。经络内属于脏腑，外络于肢节，沟通于脏腑与体表之间，将人体脏腑组织器官联系成为一个有机的整体，并借以行气血，营阴阳，使人体各部的功能活动得以保持协调和相对的平衡。

● 经络的作用

联络脏腑：人体中的经络系统是一个纵横交错、沟通内外、联系上下的整体，它联系了人体中脏与脏、脏与腑、脏腑与五体之间的联系，从而使人体成为一个有机的整体。除此之外，人体中五脏六腑、四肢百骸以及皮肉筋骨等组织，之所以能保持一种相对的平衡，完成正常的生理活动，也是依靠经络系统的联络沟通而完成的。

运行气血：经络还是人体气血运行的通道，气血只有通过经络系统才能被输送到周身。气血是人体生命活动的物质基础，其作用是濡养全身脏腑组织器官，使人体完成正常的生理功能。

抵御外邪：由于经络系统的作用是运行气血，那么它就可以使营卫之气密布周身，尤其是随着散布于全身的络脉，而密布于皮部。卫气是一种具有保卫机体功能的物质，它能够抵御外邪的入侵。外邪侵犯人体往往由表及里，先从皮毛开始，所以当外邪侵犯机体时，卫气就会首当其冲地发挥其抵御外邪、保卫机体的作用。

● 经络的应用

因为经络系统是联络人体内外的通道，所以当人体患病时，经络又是一个病邪传入的途径。当人体患有某些疾病的时候，常常会在其经络循行线上出现明显的压痛、结节或条索状的反应物，此时，这些部位的皮肤色泽、形态、温度等也都会起一定的变化。那么，通过对这些变化的观察，就可以推断疾病的病理变化。

经络系统组成

　　人体的经络系统是由十二经脉、奇经八脉、十二经别、十二经筋、十二皮部、十五络脉以及浮络、孙络等组成。

十二正经

十二正经是人体经络系统的主体，它们包括：手太阴肺经、手厥阴心包经、手少阴心经、手阳明大肠经、手少阳三焦经、手太阳小肠经、足阳明胃经、足少阳胆经、足太阳膀胱经、足太阴脾经、足厥阴肝经、足少阴肾经。

手太阴肺经

主治病症：咳嗽、气喘、气短、咯血、咽痛、外感伤风、行经部位痛麻或活动受限等。

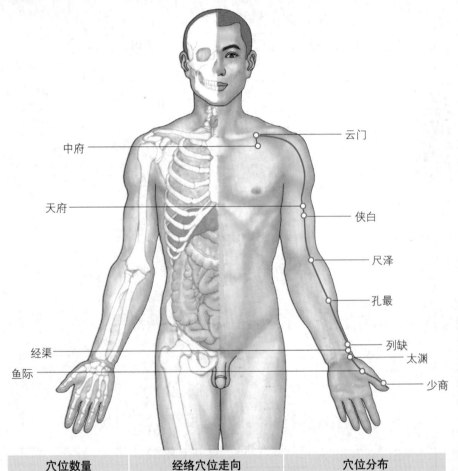

中府
天府
经渠
鱼际

云门
侠白
尺泽
孔最
列缺
太渊
少商

穴位数量	经络穴位走向	穴位分布
11个	起于中府 止于少商	2个穴位是在前胸上部，其他9个分布在上肢内侧前缘

手阳明大肠经

主治病症：腹痛、肠鸣、泄泻、便秘、咽喉肿痛、齿痛，本经循行部位疼痛、热肿或寒冷麻木等。

穴位数量	经络穴位走向	穴位分布
20个	起于商阳 止于迎香	5个穴位在颈、面部，其他15个则分布在上肢外侧前缘

009

31

足阳明胃经

主治病症：肠鸣腹胀、水肿、胃痛、呕吐或消谷善饥、口渴、咽喉肿痛、鼻衄、胸部及膝髌等本经循行部位疼痛、热病、发狂等。

承泣　头维
四白　下关
巨髎　颊车
地仓　大迎
　　　人迎
　　　水突
气舍　缺盆　气户
　　　库房
　　　屋翳
　　　膺窗
　　　乳中
　　　乳根
　　　不容
　　　承满　梁门
　　　关门　太乙
　　　滑肉门　天枢
　　　　外
　　　大巨　水
　　　归来
　　　气冲
　　　髀关
　　　伏兔
　　　阴市
　　　梁丘
　　　犊鼻
　　　足三里
　　　上巨虚
条口　丰隆
　　　下巨虚
　　　解溪
　　　冲阳
　　　陷谷　内庭
　　　厉兑

穴位数量	45 个
经络穴位走向	起于承泣 止于厉兑
穴位分布	30 个穴位在腹、胸部和头面部，而其他 15 个则分布在下肢的外侧前缘

足太阴脾经

主治病症：胃脘痛、食则呕、嗳气、腹胀便溏、黄疸、身重无力、舌根强痛、下肢内侧肿胀、厥冷。

穴位数量	20 个
经络穴位走向	起于隐白 止于大包
穴位分布	9 个穴位分布在侧胸腹部，而其他 11 个则分布在下肢内侧前缘

周荣
大包
胸乡
天溪
食窦
腹哀
大横
腹结
府舍
箕门
血海
阴陵泉
地机
漏谷
三阴交
商丘
公孙
隐白　大都　太白

手少阴心经

主治病症:心痛、咽干、口渴、目黄、胁痛、上臂内侧痛、手心发热等。

极泉

青灵

少海

灵道

通里

阴郄

神门

少府

少冲

穴位数量	经络穴位走向	穴位分布
9个	起于极泉 止于少冲	1个穴位在腋窝部,而其他8个穴位则位于上肢内侧面后缘

手太阳小肠经

主治病症：少腹痛、腰脊痛引睾丸、耳聋、目黄、颊肿、咽喉肿痛、肩臂外侧后缘痛等。

颧髎
听宫
天容
天窗

肩中俞
肩外俞
曲垣
秉风
臑俞
天宗
肩贞

小海

支正
养老
阳谷
腕骨
后溪
前谷
少泽

穴位数量	经络穴位走向	穴位分布
19 个	起于少泽 止于听宫	8 个穴位分布在上肢外侧后缘，11 个穴位在肩、颈、面部

足太阳膀胱经

主治病症：小便不通、遗尿、癫狂、疟疾、目痛、迎风流泪、鼻塞多涕、鼻衄、头痛，项、背、臀部及下肢循行部位痛麻等。

眉冲　五处
曲差
攒竹
睛明

曲差　五处　承光　通天
眉冲

络却
玉枕
天柱
附分　魄户
膏肓
神堂
譩譆
膈关
魂门
阳纲
意舍
胃仓
肓门
志室
关元俞
小肠俞
胞肓
秩边
中膂俞
白环俞
殷门
浮郄
委阳
合阳
承筋
承山
飞扬
跗阳
昆仑
金门
束骨
至阴
足通谷
京骨
申脉
仆参

大杼
风门
肺俞
厥阴俞
心俞
督俞
膈俞
肝俞
胆俞
脾俞
胃俞
三焦俞
肾俞
气海俞
大肠俞
上髎
次髎
中髎
下髎
会阳
承扶
委中

穴位数量	67 个
经络穴位走向	起于睛明 止于至阴
穴位分布	49 个穴位分布在头面部、项背部和腰背部，18 个穴位分布在下肢外侧后缘和足的外侧部

足少阴肾经

主治病症:咯血、气喘、舌干、咽喉肿痛、水肿、大便秘结、腰痛、痿弱无力、足心热等证。

穴位数量	27 个
经络穴位走向	起于涌泉 止于俞府
穴位分布	10 个穴位分布在下肢内侧后缘,17 个穴位分布在胸腹部前正中线旁开 0.5 寸

俞府
彧中
神藏
灵墟
神封
步廊
幽门
腹通谷
商曲
阴都
石关
肓俞
中注
四满
气穴
大赫
横骨
涌泉
阴谷
筑宾
交信
复溜
太溪
大钟
照海
水泉
然谷

手厥阴心包经

主治病症：心痛、胸闷、心悸、心烦、癫狂、肘臂挛痛、掌心发热等。

天池
天泉

曲泽

郄门
间使
内关
大陵
劳宫

中冲

穴位数量	经络穴位走向	穴位分布
9个	起于天池 止于中冲	8个穴位分布在上肢内侧中间，1个穴位在前胸上部

手少阳三焦经

主治病症：腹胀、水肿、遗尿、小便不利、耳聋、喉咽肿痛、目赤肿痛、颊肿、耳后及肩臂肘部外侧痛等。

穴位数量	经络穴位走向	穴位分布
23 个	起于关冲 止于丝竹空	13 个穴分布在上肢背面，10 个穴在颈部、耳后缘、眉毛外端

足少阳胆经

主治病症：口苦、目眩、疟疾、头痛、颌痛、目外眦痛，缺盆部、腋下、胸胁、股及下肢外侧、足外侧痛等。

正营
头临泣　目窗
阳白　　　　　承灵
　　　　　　　率谷　　本神
瞳子髎　　　　　　　　天冲
上关　　　　　浮白　　脑空
听会　　　　头窍阴　　风池
　　　　　　完骨
　　　　　　曲鬓
　　　　　　　　　肩井
　　　　　　　　　　渊腋
辄筋
日月
京门
带脉
五枢　　维道　　　　　居髎
　　　　　　　　　环跳
　　　　　　　　　风市
　　　　　　　　　中渎
　　　　　　　　　膝阳关
　　　　　　　　　阳陵泉
外丘　　　　　阳交
　　　　　　　光明
阳辅　　　　　悬钟
足临泣　　　　丘墟
侠溪
足窍阴
地五会

穴位数量	41 个
经络穴位走向	起于瞳子髎 止于足窍阴
穴位分布	15 个穴位分布在下肢的外侧面，26 个穴位在臀、侧胸、侧头部

足厥阴肝经

　　主治病症：腰痛、胸满、呃逆、遗尿、小便不利、疝气等症。

期门

章门

急脉
阴廉

足五里

阴包

曲泉
膝关

中都
蠡沟

中封

太冲
行间

大敦

穴位数量	14个
经络穴位走向	起于大敦 止于期门
穴位分布	2穴分布于腹部和胸部，12穴在下肢部

009

奇经八脉与十五络脉

奇经八脉包括督脉、任脉、冲脉、带脉、阴维脉、阳维脉、阴跷脉、阳跷脉，是人体中别道奇行的经脉。其中的任脉和督脉，因为有自己所属的腧穴，所以和十二经脉合称为"十四经"。十五络脉则是由经脉分出行于人体浅层的支脉。十二经脉和任、督二脉各自别出一络，加上脾之大络，总称十五络脉。

● 奇经八脉

奇经八脉的作用有二：一是沟通了十二经脉的联系，将功能相似、部位相近的经脉联系起来，起到统摄有关经脉气血、协调阴阳的作用；二是对十二经脉气血有着蓄积和渗灌的调节作用。打个比方，如果说十二经脉好像江河之水，那么奇经八脉就是水库湖泊。

奇经八脉的分布部位总体来说是与十二经脉纵横交互的。八脉中的督脉、任脉、冲脉皆起于胞中，同出于会阴，其中督脉行于背正中线，任脉行于前正中线；冲脉行于腹部，汇于足少阴经。奇经中的带脉横行于腰部；阳跷脉行于下肢外侧及肩、头部；阴跷脉行于下肢内侧及眼；阳维脉行于下肢外侧、肩和头项；阴维脉行于下肢内侧、腹和颈部。

● 十五络脉

十五络脉的作用要分别阐述。比如，四肢部的十二经别络可以起到加强十二经中表里两经的联系，沟通表里两经的经气，补充十二经脉循行的不足。而躯干部的任脉络、督脉络和脾之大络，则分别沟通了腹、背和全身的经气，因而可以输布气血、濡养全身。

十五络脉的分布规律是：十二经脉的别络均从本经四肢肘膝以下的络穴分出，走向其相表里的经脉，即阴经别络于阳经，阳经别络于阴经。任脉的别络从鸠尾分出以后散布于腹部；督脉的别络从长强分出经背部向上散布于头，左右别走足太阳经；脾之大络从大包分出以后散布于胸胁。除此之外，还有从络脉分出的浮行于人体浅表部位的浮络和细小的孙络。这些浮络和孙络遍布全身，数不胜数。

腧穴概说

腧穴即是穴位，"腧"有转输的含义，"穴"即孔隙的意思。所以说，腧穴就是人体经络气血输注于体表的部位。腧穴是艾灸的部位，在临床上要正确运用艾灸治疗疾病，就必须掌握好腧穴的定位和归经等基本知识。

● 腧穴的分类

从总体上来说，腧穴可以分为十四经穴、奇穴和阿是穴 3 大类。

十四经穴是位于十二经脉和任、督二脉上的腧穴，简称"经穴"。十四经穴与经脉的关系密切，它不仅可以反映本经经脉及其所属脏腑的病症，也可以反映本经脉所联系的其他经脉和脏腑的病症。

奇穴又称"经外奇穴"，它有固定的穴名，也有明确的位置，但它们却不能归属于十四经脉。这些腧穴对某些病证具有特殊的治疗作用。

阿是穴又称压痛点、不定穴等，其多位于病变部位的周边。这一类腧穴的特点是既无具体名称，又无固定位置。

● 腧穴作用

1. 近治作用：是一切腧穴主治作用所具有的共同特点。所有腧穴均能治疗该穴所在部位及邻近组织、器官的局部病症。

2. 远治作用：是十四经穴主治作用的基本规律。在十四经穴中，尤其是十二经脉在四肢肘膝关节以下的腧穴，不仅能治疗局部病症，还可治疗本经循行所及的远隔部位的组织器官脏腑的病症，有的甚至可影响全身的功能。如"合谷穴"不仅可治上肢病，还可治颈部及头面部疾患，同时还可治疗外感发热病；"足三里"不但治疗下肢病，而且对调整消化系统功能，甚至人体免疫反应等方面都具有一定的作用。

3. 特殊作用：指某些腧穴所具有的双重性，良性调整作用和相对特异性而言。如"天枢"可治泻泄，又可治便秘；"内关"在心动过速时可减慢心率，心动过缓时，又可提高心率。特异性如大椎退热，至阴矫正胎位等。

总之，十四经穴的主治作用，归纳起来大体是：本经腧穴可治本经病，表里经腧穴能互相治疗表里两经病，邻近经穴能配合治疗局部病。各经主治既有其特殊性，又有其共同性。

第三章

艾灸的实际操作

为了正确迅速的掌握艾灸治疗的方法，在进行灸疗前，我们要掌握艾灸的实际操作。首先，要掌握艾灸的制作方法，学会如何制作艾绒、艾炷、艾条；其次，要了解施灸器械和艾灸的用量；最后，要根据不同灸法选择正确的施灸体位和顺序。施灸结束后要注意灸疮的处理和灸后修养方面的问题。此外，在施灸的过程中还应学会根据「灸感」判断病症的痊愈程度。通读第三章后，以上的问题都会迎刃而解，在给自己或家人施灸时会更加轻松。

本章看点 ▼

- ● 艾灸的制作方法

  艾绒质量的好坏会直接影响治疗的效果。

- ● 艾灸器具介绍

  常用的艾灸器具主要有3种：温灸筒、温灸盒、温灸管。

- ● 艾灸的用量

  施灸时用量的掌握是决定灸治成功与否的重要因素。

- ● 施灸体位与施灸顺序

  仰靠坐位、侧伏坐位、俯伏坐位、仰卧位、侧卧位、俯卧位。

- ● 灸疮的处理及灸后调养

  施灸结束后要配合调理，以巩固治疗效果。

- ● 根据"灸感"判断病症痊愈程度

  灸感是施灸时的热、凉、寒、麻、胀、酸、沉、痛等感觉。

艾绒、艾炷、艾条的制作方法

艾绒作为施灸的主要材料，其质量的好坏会直接影响治疗的效果。艾绒的优劣与艾叶采集的时间、品种、存放时间和制作工艺密切相关。

● 艾绒的制法、选择和贮藏

1. 艾绒的制法：每年 3 ~ 5 月间，采集鲜嫩肥厚的艾叶，放在日光下曝晒，干燥后放在石臼中捣碎，筛去泥沙杂梗，即成为艾绒了。如需要细绒，就要继续精细加工。粗绒经数十次晾晒、研磨、筛拣后，变成土黄色，就成为细绒了。

2. 艾绒的选择：优质艾绒燃烧时火力温和耐燃，不易散裂，因此，热力能穿透皮肤，直达病患。反之，质劣或新艾绒燃烧时火力强烈，灼痛感强烈；含杂质多的艾绒，燃烧时容易散裂。因此，选择艾绒时应选择质纯，柔软，绒细，干燥无杂质，黄白略带青色，存放时间久的优质艾绒；切勿选择存放时间短且混有杂质，粗糙成块，生硬潮湿，黑褐色的劣质艾绒。

3. 艾绒的贮藏：艾绒制成后，要存放一定时间才能使用，但由于艾绒易吸水，容易受潮、虫蛀霉变。因此，应将艾绒晾晒后放在干燥密闭的容器内，不可透气，放在干燥处贮存。梅雨季节注意防潮，晴天需常晾晒。

● 艾炷的制作方法

艾炷主要用于艾炷灸疗中，其做法是将制好的艾绒放在平板上，用拇指、食指、中指边捏边旋转，把艾绒捏紧成规格大小不同的圆锥形艾炷，捏得越紧越好。艾炷规格有大、中、小 3 种，大艾炷如半截橄榄大；中艾炷如半截枣核大；小艾炷如麦粒大。小炷或中炷一般用于直接灸，大炷一般用于间接灸。

● 艾条的制作方法

普通艾条是取纯艾绒 24 克，平铺在长 26 厘米、宽 20 厘米的桑皮纸上，将其卷成直径约 1.5 厘米的圆柱形，卷得越紧越好，然后用糨糊粘贴牢固，两头余纸拧成结，即成艾条。再在纸上画上刻度，每寸为一度，以此作为施灸时的标准。如在艾绒中掺入药物而制成的艾条，就称药物艾条。药物艾条所用药物处方很多，一般药物处方有：肉桂、干姜、丁香、木香、独活、细辛、白芷、雄黄、苍术、乳香、没药、川椒各等份；或沉香、松香、硫黄、细辛、桂枝、川芎、羌活、杜仲、枳壳、白芷、茵陈、巴豆、川乌、斑蝥、全蝎、皂角刺、穿山甲、桃树皮等。

艾灸的制作

艾叶的采集与艾灸的制作

《本草纲目》记载："艾叶味苦而辛，生艾性温，熟艾性热，可升可降，属阳。入足太阴、厥阴，少阴经。与苦酒、香附相使。"

艾叶

艾叶是一种多年生的草本植物，艾叶又有冰台、香艾、蕲艾、艾蒿等别称。艾叶的品种主要有两种，一种为蕲艾，另一种为野艾。蕲艾多生长在江北，叶片宽而厚，绒毛多，可以制出优质艾绒。野艾生长在江南较多，绒质较硬，香味也不如蕲艾，制成艾绒品质不高。

艾炷与艾条的制作方法

❶

艾炷的制作方法：将制好的艾绒放在平板上，用拇指、食指、中指边捏边旋转，把艾绒捏紧成规格大小不同的圆锥形艾炷。

❷

艾条的制作方法：取纯艾绒24克，平铺在长26厘米、宽20厘米的桑皮纸上，将其卷成直径约1.5厘米的圆柱形。

艾灸器具介绍

在用艾灸治疗病痛的时候，除了要用到艾炷、艾条和一些草药外，有些艾灸方法还需要使用一些艾灸器具。常用的艾灸器具主要有3种：温灸筒、温灸盒、温灸管。

● 温灸筒

温灸筒是一种特制的筒状金属灸具，大多数温灸筒底部有数十个小孔，筒壁也有许多圆孔，上部有盖，可以随时取下。筒壁上安有一长柄，便于手持。内部有一小筒，可装置艾绒和药物。温筒灸器有多种，常用的有平面式和圆锥式两种，平面式适用于较大面积的灸治，圆锥式作为小面积的点灸用。

使用方法：将艾绒或在艾绒中掺入适量药物，燃着后放在施灸部位上反复温灸，以局部发热发红，患者感觉舒适为度，一般可灸 15 ~ 30 分钟。

适用病症：风寒湿痹、慢性病、软组织劳损、皮肤病。

● 温灸盒

温灸盒是一种特制的盒形木制或竹制灸具。用厚约 0.5 厘米的木板或竹板，制成长方形盒子，下面不装底，上面制作一个可以取下的盒盖，在盒内距底边 3 ~ 4 厘米处安装铁纱网一块。温灸盒按规格大小分为大（长 20 厘米、宽 14 厘米、高 8 厘米）、中（长 15 厘米、宽 10 厘米、高 8 厘米）、小（长 11 厘米、宽 9 厘米、高 8 厘米)3 种。

使用方法：施灸时，把温灸盒放在施灸部位的中央，把点燃的艾条放在铁纱窗上，对准穴位，盖上盒盖灸 15 ~ 30 分钟。温度可用盒盖进行调节。

适用病症：适用于风寒湿痹、痿证、腹痛、腹泻、挫伤肿痛及虚寒证等。

● 温灸管

温灸管是用特制温灸管（古代用苇管，也有用竹管的）插入耳道内施灸的一种方法，目前临床上应用的温灸管有两种：一种是一节管状器，另一种是两节管状器。

使用方法：施灸时取大艾炷放在管灸器半个鸭嘴形处，点燃后用胶布封闭温灸管内端，插入耳道中，以施受时耳内有温热感为度，每次 3 ~ 9 壮，每日 1 次，10 次为 1 个疗程。

适用病症：用于治疗面瘫。

艾灸器具

用艾灸疗法中的温灸法需要借助器具，温灸器主要有3种，即温灸筒、温灸盒、温灸管。

温灸筒

❶ 平面式温灸筒

平面式温灸筒是一个筒状金属盒，筒底部有数十个小孔

筒壁有许多圆孔

上部有盖，可以随时取下。筒壁上安有一长柄，便于手持

❷ 圆锥式温灸筒

圆锥式温灸筒形状大体与平面式温灸筒类似

底部为锥形，可用于小面积的点灸

温灸盒

❸ 温灸盒

温灸盒是用厚约0.5厘米的木板或竹板制成的长方形盒子

下面不装底，上面制作一个可以取下的盒盖，在盒内距底边3～4厘米处安装铁纱窗一块

❹ 多孔温灸盒

多孔温灸盒底部有多个圆孔，可用于大面积施灸

温灸管

——一节管状器

——两节管状器

温灸管是用特制温灸管插入耳道内施灸的一种方法

艾灸的用量与施灸顺序

施灸时用量的掌握是决定灸治成功与否的重要因素。灸量的掌握看似很容易，实际上很有讲究，施灸人必须经过长时间的观察和经验积累，才能更好地掌握艾灸的用量。

● 艾灸的用量

所谓灸量就是施灸时向体内导入的热量，这主要取决于施灸时间长短、施灸的面积大小及施灸时所达到的热度。施灸的时间长短主要由疾病种类、病情轻重、患者体质等多方面因素决定；施灸的面积大小和施灸时所达到的热度主要由施灸时所用艾炷的大小、壮数的多少决定。

艾炷的大小，壮数的多少，可根据疾病的性质，病情的轻重，体质的强弱，年龄的大小及施灸部位的不同，全面考虑，全方位衡量，不能太过也不能不足。

一般按照每次施灸累积总数来算，施灸壮数少则 1～3 壮，多则数十壮乃至数百壮。前 3 日每日灸 1 次，以后每隔 2～3 日灸 1 次，急性病每日可灸 2～3 次；慢性病隔 3 日、5 日或 7 日灸 1 次，保健灸每月可灸 3～4 次，终身坚持施灸，可延年益寿。身体健壮、生病频率低的青壮年患者，所用艾炷宜大，壮数宜多。小儿、妇女、老人及久病体弱之人，所用艾炷宜小，壮数宜少。在肌肉丰厚的腰背、臀腹、臂等处宜用大炷多灸；在肌肉浅薄的头面、颈项、四肢末端宜用小炷少灸。直接着肤灸，一般以麦粒大小艾炷为宜，每穴灸 5～7 壮，小儿 3～5 壮，每次灸 3～5 穴。使用艾灸急救时，不用具体计算壮数，直到患者心跳正常恢复神智为止。

此外，在施灸时，还须结合病情，对沉寒、元气将脱等证宜大炷多灸，以温散寒凝，振奋阳气；对外感风寒则宜小炷，不宜重灸，即可达到温经通络，驱散外邪之功效，否则火邪内郁产生不良效果。

● 施灸的顺序

施灸时除了有一定的体位要求还要遵循特定的顺序。施灸的一般顺序是：先灸上部，后灸下部，先灸背部，后灸腹部，先灸头身，后灸四肢，先灸阳经，后灸阴经；施灸壮数先少后多，施受艾炷先小后大。如不按顺序施灸，先灸下部，后灸头面，患者可能会出现头面烘热、口干咽燥等不适感觉。在施灸时还需结合病情，因病制宜，不可拘泥于施灸顺序不变。

艾灸的用量

艾灸的用量与所用艾灸方法相关，使用不同的方法艾灸用量也不同。

不同灸法的用量

艾炷灸 ▶ 直接灸 ▶ 瘢痕灸 每日7~9壮
无瘢痕灸 每日灸3~7壮

间接灸 ▶ 隔姜灸 每日5~10壮　　隔盐灸 每日3~7壮
隔蒜灸 每日5~7壮　　隔胡椒饼灸 每日5~7壮
隔葱灸 每日5~10壮　　隔豆豉饼灸 每日3~5壮

艾条灸 ▶ 悬起灸 ▶ 温和灸 每日10~15分钟
回旋灸 每日20~30分钟
雀啄灸 每日5~20分钟

艾饼灸 ▶ 日光灸

艾熏灸 ▶ 温灸器灸 ▶ 温灸筒 每日15~30分钟
温灸盒
温灸管
▶ 头面部穴灸20分钟
背部及四肢穴灸25分钟
胸腹部穴灸30分钟

不同人群的用量

人群	艾炷量	艾条量	壮数
儿童	小艾炷	细艾条	壮数少
成人	大艾炷	粗艾条	壮数多
妇女	小艾炷	细艾条	壮数少
肥胖者	大艾炷	粗艾条	壮数多
瘦人	小艾炷	细艾条	壮数少
体弱者	小艾炷	细艾条	壮数少
体壮者	大艾炷	粗艾条	壮数多
初次灸者	小艾炷	细艾条	壮数少
体弱或年老	小艾炷	细艾条	壮数少
敏感者	小艾炷	细艾条	壮数少
感觉迟钝者	大艾炷	粗艾条	壮数多
功能亢进之疾患	大艾炷	粗艾条	壮数多
功能减退之疾患	小艾炷	细艾条	壮数少

014

施灸体位

图解艾灸治百病

在施灸的时候选择适当体位，既可以方便施灸者的施灸操作，又有利于准确选穴和安放艾炷施灸，更能使患者感觉自然舒适。

灸法常用体位

体位		具体要求	适用部位	说明
坐位	仰靠坐位	患者坐在软椅上，在后颈部放一软垫，头后仰，以便暴露施灸部位	用于前头和面部以及项前部位的穴位	①将上肢放于适宜高度的桌上仰掌，适用于手臂内侧的穴位施灸 ②将上肢放在桌上，可以曲肘或立掌，适用于手臂上缘及外侧穴位施灸
	侧伏坐位	患者侧身坐在桌前，桌上放一软枕，患者侧俯在软枕上，以便手臂和头侧伏舒适，同时暴露施灸部位	用于头部两侧的穴位	
	俯伏坐位	患者坐在桌前，桌上放一软枕，患者俯在软垫上或用双手托住前额，同时暴露施灸部位	用于头部、后颈部的穴位，有时也用于前臂穴位	
卧位	仰卧位	平躺，上肢平放，下肢伸直，或微屈，全身放松，同时暴露要施灸的部位	用于面部、项部、胸部、腹部、上肢掌侧、下肢前侧和手足背等穴位	①当仰卧时，腹部穴位需要施灸，应当屈膝或在腘窝下放一个厚垫，以便腹部肌肉放松 ②当要对手臂内侧穴位施灸时，可以仰起手掌 ③当对手臂外侧施灸时，可以立掌或将两上肢屈曲放于胸前，以便暴露曲肘后的上肢背侧穴位
	侧卧位	非施灸部位在下，侧卧，上肢放在胸前，下肢伸直，同时充分暴露施灸部位	用于头面两侧或胸腹两侧的穴位	
	俯卧位	俯卧，在胸前放一软枕，屈收两上肢，以便背部肌肉舒展、平坦，同时充分暴露施灸部位	用于后头、后颈、肩部、背部、腰部、骶部、臀部、下肢后侧和足底部等经穴	

施灸的体位

灸时的体位正确与否，是准确取穴、便于操作、提高疗效的保证。常用的施灸体位有：仰靠坐位、侧伏坐位、俯伏坐位、仰卧位、侧卧位、俯卧位 6 种。

❶ 仰靠坐位

在后颈部放一软垫，头后仰

患者坐在软椅上

❷ 侧伏坐位

桌上放一软枕，患者侧俯在软枕上

患者侧身坐在桌前

❸ 俯伏坐位

桌上放一软枕

患者俯在软垫上或用双手托住前额

患者坐在桌前

❹ 仰卧位

上肢平放

平躺，全身放松

下肢放直，或微屈

❺ 侧卧位

下肢伸直，或微屈

上肢放在胸前

非施灸部位在下，侧卧

❻ 俯卧位

俯卧，在胸前放一软枕

屈收两上肢

016 灸疮的处理及灸后调养

施灸结束后根据身体的变化应进行一些处理，在生活上也要配合进行调理，以巩固治疗效果。现在普遍流行使用艾条进行温和灸，施灸后，皮肤有红晕灼热感，但无灸瘢，因此不需处理即可恢复。如使用艾炷直接灸可能会损伤皮肤组织，产生化脓、起庖现象。此时，应当注意疮面护理，同时灸后也应从饮食起居方面加以调护。

● 灸后处理

使用直接灸施灸后局部出现水疱。水疱小时，切记不必挑破，5 ~ 8 天即可自然吸收。如水疱较大，可用注射器或消毒针将疱内液体抽出，涂上龙胆紫药水或消炎膏、烫火膏，然后用消毒纱布覆盖固定加以保护，直至水疱吸收愈合。

若灸火较重，发生灸疮，首先要放液，还要保护灸疮，为避免感染要作适当处理。可以用酒精消毒、生理盐水清洗；也可以在灸疮化脓后，每天用葱头、薄荷煎水清洗，每天可清洗 2 ~ 3 次，每次清洗后均需贴上玉红膏。从化脓到收口每日不可间断，以促进创口愈合。持续约 20 ~ 30 天疮口便可愈合。如果灸疮疼痛难忍，疮口难以愈合，可用桃枝、柳枝、芫荽、黄连各适量煎汤温洗；灸疮久不收口，多为气虚，可以内服内托黄芪丸（黄芪 48 克，当归 12 克，肉桂、木香、乳香、沉香各 6 克）。灸疮脱痂后，应继续用柳枝汤温洗，同时注意保护局部皮肤，免受风寒侵袭。

● 灸后调理

施灸后，应当从有利于灸疮愈合或保护机体正气出发，注意调理。施灸产生灸疮后为了促进灸疮的正常透发，可适量食用有助于透发的食物。如鸡肉、鲤鱼、笋、豆类、香蕈、蘑菇等。当灸疮开始愈合，便应当减少有助透发食物的摄入，以免延长灸疮愈合的时间。

使用化脓灸后，灸疮处在化脓期间，应当避免重体力劳动。灸疮受到污染而发炎症时，可用消炎药膏涂敷疮口并口服抗生素消炎。疮口未愈合时饭菜宜清淡，忌食鱼、虾、蟹、鹅、鸡、羊肉、辛辣食物，忌烟、酒。否则易生痰涎，致病气滞留，久疮不能外透。同时，性生活过度也会有碍灸疮收口。由此可见，灸后要从饮食、起居多方面加以调护，才能取得较好疗效。

灸伤的等级与处理

施灸后根据伤势程度的不同，将灸伤分为 3 级：Ⅰ度灸伤、Ⅱ度灸伤、Ⅲ度灸伤。不同的灸伤有不同的处理方法。

灸伤的等级与处理

灸伤等级	症状	痊愈过程	处理方法
Ⅰ度灸伤	对表皮基底层以上的皮肤组织造成损伤，发生水肿或水疱	灸伤的皮肤可以在 5～8 天内结痂并自动脱落，愈后不留瘢痕	Ⅰ度灸伤后，发直径为 1 厘米左右的水疱，不需任何处理，待其吸收即可。直径 2～3 厘米的水疱多数会破裂，待水流尽，可涂龙胆紫药水以防感染（切忌剪去疱皮），待结痂自愈
Ⅱ度灸伤	灸治温度对皮肤基底层造成破坏，但未损伤真皮组织而发生水肿、溃烂、体液渗出	受损伤的皮肤在 7～20 天内结痂并自动脱落，留有永久性浅在瘢痕	如有水疱，在第 5 天可剪开疱皮放水，并剪去疱皮，暴露被破坏的基底层。为了延长伤面愈合时间，不使用外伤收敛药物及干燥疗法，为了防止感染，可用含有薄荷的杀菌软膏敷贴，每 4 日换药 1 次，待其自愈
Ⅲ度灸伤	所灸部位的大部分或全部真皮组织被破坏，皮肤发生干枯变白，而后水肿、溃烂，形成无菌性化脓	伤面在 20～50 天结厚痂自动脱落，愈后留有永久性瘢痕	伤面不加任何处理，直接敷贴含薄荷的杀菌软膏即可，每 4 日换药 1 次。伤面的无菌脓液不必清理，直至结痂自愈

皮肤组织结构

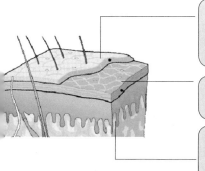

表皮：表皮为皮肤的最外层。表皮有许多微小的神经末梢，没有血管。表皮按细胞形态可分为 5 层，由外至内依次为：角质层、透明层、颗粒层、棘细胞层、基底层

真皮：真皮为排列致密而不规则的结缔组织，由浅部的乳头层和深部的网状层构成，由中胚层分化而来

皮下组织：皮下组织在真皮下，由疏松结缔组织和脂肪组织构成，内含丰富的血管、淋巴管、神经、汗腺和深部毛囊

根据"灸感"判断病症痊愈程度

灸感，是施灸时自我所感知的热、凉、寒、麻、胀、酸、沉、痛等感觉。灸感的发生是艾火的热力与药力双重作用的结果，是艾火循环和经气与病气在体内斗争的表现。

● 灸感的产生原理

施灸时体内的经气被艾火激发和推动，经气在运行的过程中与患病处的邪气抗衡，经气战胜邪气后，邪气会外泄，因而引发的一系列灸感现象。灸感直接关系到灸疗效果的好坏。

● 灸感种类

具体来讲，灸感共有7种：第一是透热，灸热从施灸点皮肤表面直接向深部组织穿透，甚至直达胸腹腔脏器；第二是扩热，灸热以施灸点为中心向周围扩散；第三是传热，灸热以施灸点开始循经络向远部传导，甚至直达病灶；第四是局部不热（或微热）而远部热，也就是施灸部位不热（或微热），而远离施灸部位感觉很热；第五是表面不热（或微热），而皮肤下深部组织，甚至胸腹腔脏器感觉很热；第六是施灸部位或远离施灸部位产生酸、胀、麻、热、重、痛、冷等非热感觉；第七是上述灸感传导之处，病症随之缓解，施灸部位产生的热、胀、痛等感觉发生深透远传，所到之处病症随之缓解。

第六、七种感觉说明艾灸的纯阳之气沿着经络传导，艾灸达到预期疗效。灸感并非局限在施灸的部位，而是会沿着经络传导的。灸感的强弱一般代表了经络阻塞的程度。有灸感、灸感强，说明自身的经络通畅，作用立竿见影；没有灸感表示经络中邪气淤积严重，需要时间开淤散阻，因此，见效较慢。

在正常人之中，灸感因时、因地、因人而异。一般地刺激越强，时间愈长，刺激次数愈多，则感传愈易出现；"经络敏感人"灸感相对强烈；在温暖安静的环境里，同时皮肤湿润，思想集中，则灸感较易发生，传递速度也较快。反之，施灸时间短，次数少，室内环境寒冷，喧闹，皮肤干燥，经络不敏感，则灸感多迟钝或不能被感知。

灸感的种类与阶段

灸感一共有7种：即透热、扩热、传热、局部不热远部热、热表面不热内部、施灸部位或远离施灸部位产生非热感觉、施灸部位发生深透远传。这7种灸感在灸疗过程中依次深入，第六、七种感觉的出现，表明艾灸的作用发挥到了极致。

灸感的种类

灸感的不同阶段

第四章

十大艾灸保健穴

养生保健一直是个长盛不衰的话题，那么怎么才能长生不老？怎么才能永葆青春？怎么才能健康快乐呢？这就要求助于艾灸，用艾灸保健有十大关键穴位，即足三里、神阙、关元、中脘、命门、涌泉、大椎、曲池、气海、三阴交。只要找准这些穴位，每天用艾灸灸一下，就能强身健体延年益寿。第四章，介绍了十大保健穴位的作用、主治、腧穴定位、简易的取穴方法。此外，本章还根据不同穴位的不同特点量身定制了施灸方法，只要按照此法坚持施灸，就会有意想不到的效果。

本章看点 ▼

● **无敌长寿穴——足三里**

此穴有养生保健的功能，能够增强体力、消除疲劳。

● **益气补肾穴——神阙**

此穴有健脾益气、温补肾阳的作用。

● **培肾固本穴——关元**

此穴有培肾固本、补益下焦的作用。

● **健胃奇穴——中脘**

此穴有健脾益胃，培补后天的作用。

● **补肾壮阳穴——命门**

对肾气不足、精力衰退，有固本培元的作用。

● **强身健脑穴——涌泉**

具有散热生气的作用，能够益肾、清热、开郁。

● **清脑宁神穴——大椎**

有解表通阳、清脑宁神的作用。

● **清热解毒穴——曲池**

有清热解毒、凉血润燥的作用。

● **生发阳气穴——气海**

具有生发阳气的作用。

● **妇科病杀手——三阴交**

此穴是妇科主穴，对妇科疾病很有疗效。

无敌长寿穴 足三里

作用 此穴有养生保健的功能，能够增强体力、消除疲劳、强壮神经、预防衰老；能够理脾胃、调气血、补虚弱；还能增强下肢体力，防治四肢肿满。

主治 结核病、伤风感冒、高血压、低血压、动脉硬化、冠心病、心绞痛、风心病、肺心病、脑出血后遗症；腹泻、便秘、消化吸收不良、肝脏疾患、胃痉挛、急慢性胃炎、口腔及消化道溃疡、急慢性肠炎、胰腺炎、腹水、肠梗阻、痢疾、胃下垂等；对胫腓骨神经痛、坐骨神经痛、小儿麻痹、风湿痹痛、末梢神经炎等都有疗效。

精确 取穴

足三里 位于小腿前外侧，当犊鼻穴下 3 寸，距胫骨前一横指处。

取穴 妙招

正坐，屈膝 90°，手心对髌骨，手指朝下，无名指端处即是。

足三里穴艾灸法

灸 法	灸 量	时间/次数
艾炷直接灸	每次 5～7 壮	每日 1～2 次
艾条温和灸	每日 5～20 分钟	每日 1 次

益气补肾穴 神阙

作用 有健脾益气、温补肾阳的作用。

主治 急慢性肠炎、痢疾、脱肛、子宫脱垂、水肿、中风、中暑、昏厥、肠鸣、腹痛、泻痢不止等疾患。

精确取穴

神阙 在人体的腹中部，肚脐中央。

取穴妙招

在肚脐正中取穴即可。

第四章 十大艾灸保健穴

神阙穴艾灸法

灸　法	灸　量	时间／次数
艾炷隔盐灸	每次5～7壮	每日1～2次

培肾固本穴 关元

作用 有培肾固本、补益下焦的作用。

主治 阳痿、早泄、月经不调、崩漏、带下、不孕、子宫脱垂、闭经、遗精、遗尿、小便频繁、小便不通、痛经、产后出血、小腹痛、腹泻、痢疾、消化不良等；对全身衰弱、尿路感染、肾炎、疝气、脱肛、中风、尿道炎、盆腔炎、肠炎、肠粘连、神经衰弱、小儿消化不良等疾患，都有很好的疗效，而且有调理、改善的功能。

精确取穴

关元 在人体的下腹部，前正中线上，脐下3寸处。

取穴妙招

正坐，双手自然相对放在小腹上，手掌心朝里，左手中指的指腹所在位置即是。

关元穴艾灸法

灸 法	灸 量	时间/次数
艾炷直接灸	每次7～15壮	每日1～2次
艾条温和灸	10～20分钟	隔日1次

健胃奇穴 中脘

作用 健脾益胃，培补后天。

主治 胃痛，腹痛，腹胀，呕逆，反胃，食不化；肠鸣，泄泻，便秘，便血，胁下疼痛；喘息不止，失眠，脏躁，癫痫，尸厥；胃炎，胃溃疡，胃扩张，子宫脱垂，荨麻疹，食物中毒。

精确取穴

中脘 在上腹部，前正中线上，当脐中上 4 寸。

取穴妙招

取剑突与肚脐的中点即是。

中脘穴艾灸法

灸 法	灸 量	时间／次数
艾条温和灸	每日 1 次或隔日 1 次	10 ～ 15 分钟

补肾壮阳穴 命门

作用 对肾气不足、精力衰退，有固本培元的作用。

主治 对腰痛、腰扭伤、坐骨神经痛有明显疗效；还能治疗阳痿、遗精、月经不调、头痛、耳鸣、四肢冷等疾患；对小儿遗尿也有疗效。

精确 取穴

命门 在人体腰部，当后正中线上，第2腰椎棘突下凹陷处。

取穴 妙招

直立，两手伸到腰背后，大拇指在前，四指在后。中指指腹所在位置即是。

命门穴艾灸法

灸 法	灸 量	时间／次数
艾炷隔姜灸	每次3～5壮	每日1次或隔日1次

强身健脑穴 涌泉

作用 具有散热生气的作用，能够益肾、清热、开郁。

主治 治疗咽喉肿痛、头痛、目眩、失音、失眠、小便不利、休克、中暑、中风、高血压、癫痫、女子不孕、月经不调、阴痒、阴挺等疾病具有特效；还能缓解并治疗神经衰弱、糖尿病、更年期综合征、肾脏疾病。

精确 取穴

涌泉 在足底足前部的凹陷处，第2、3趾的趾缝纹头端和足跟连线的前1/3处。

取穴 妙招

正坐，把一只脚放在另一只脚的膝盖上，脚掌尽量朝上，脚心最凹处即是。

涌泉穴艾灸法

灸 法	灸 量	时间/次数
艾炷直接灸	每次3～7壮	每日1次或隔日1次

清脑宁神穴 大椎

作用 有解表通阳、清脑宁神的作用。

主治 能够快速退烧；还能够治疗感冒、肩背痛、头痛、咳嗽、气喘、中暑、支气管炎、湿疹、血液病等疾患；还能够有效治疗体内寄生虫、扁桃腺炎、尿毒症等。

精确取穴

大椎 人体颈部后正中线上，第7颈椎棘突下凹陷中。

取穴妙招

头尽量向下低，颈部最凸出处即是。

大椎穴艾灸法

灸 法	灸 量	时间／次数
艾条灸温和灸	20分钟	每日1次或隔日1次

清热解毒穴 曲池

作用 有清热解毒、凉血润燥的作用。

主治 此穴对大肠功能障碍、肠炎、肚腹绞痛等有很好的保健调理功效；能缓解皮肤过敏、奇痒难忍，或被蚊虫叮咬之后的红肿状况；对结膜炎、眼睑炎、荨麻疹、湿疹、齿槽出血、甲状腺肿等疾病，有很好的调理保健功效；现代中医临床常用来治疗肩肘关节疼痛、上肢瘫痪、流行性感冒、扁桃体炎、急性胃肠炎等。

精确取穴

曲池 屈肘成直角，在肘弯横纹外侧筋骨间凹陷处。

取穴妙招

正坐，轻抬左臂，屈肘，大约成直角，肘横纹外拇指下压凹陷处即是。

曲池穴艾灸法

灸 法	灸 量	时间／次数
艾条灸温和灸	10～20分钟	每日1次或隔日1次

第四章 十大艾灸保健穴

生发阳气穴 气海

作用 具有生发阳气的作用。

主治 绕脐腹痛，水肿，脘腹胀满，水谷不化，大便不通，泻痢不禁，遗尿，遗精，阳痿，疝气，月经不调，痛经，经闭，崩漏，带下，阴挺，产后恶露不止，胞衣不下，脏气虚惫，形体羸瘦，四肢乏力。妇科病、腰痛、食欲不振、夜尿症、儿童发育不良等。

精确 取穴

气海 下腹部，前正中线上，脐中下1.5寸。

取穴 妙招

仰卧，食指与中指并拢，将食指横放于肚脐下缘正中线处，与之相对中指下缘即是。

气海穴艾灸法

灸 法	灸 量	时间/次数
艾条灸温和灸	10～20分钟	每日1次或隔日1次

妇科病杀手 三阴交

作用 此穴是妇科主穴，对妇科疾病很有疗效。

主治 可治疗子宫功能性出血、月经不调、经痛、带下、不孕、崩漏、闭经、子宫脱垂、难产、产后血晕、恶露不行等；还能治疗男女生殖器官的疾病，如遗精、遗尿、阳痿等；能够使腹胀、消化不良、食欲不振、肠绞痛、腹泻、失眠、神经衰弱、全身无力、下肢麻痹、神经痛、脚气病、更年期综合征等得到缓解。

精确 取穴

三阴交 在人体小腿内侧，足内踝上缘 3 指宽，踝尖正上方胫骨边缘凹陷中。

取穴 妙招

正坐，抬起一只脚，放置在另一条腿上，另一侧手的大拇指除外，其余四指并拢伸直，并将小指置于足内踝上缘处，则食指下，踝尖正上方胫骨边缘凹陷处即是。

三阴交穴艾灸法

灸 法	灸 量	时间／次数
艾条灸温和灸	10～20分钟	每日1次或隔日1次

第四章 十大艾灸保健穴

第五章

灸一灸更健康

快节奏的都市生活、巨大的工作压力让大多数人处在「亚健康」状态，如何摆脱这种状态呢？简单又快速的方法是——艾灸。

本章针对各个人群的不同需要，为读者介绍了调和脾胃、预防感冒、养心安神、调畅情志、健脑益智、补肾强身、眼睛保健、小儿保健、青壮年保健、中老年保健灸十种灸法。不管你是上班族、退休族还是上学族总有一种或几种灸法适合你。

本章看点

▼

028 调和脾胃灸法

脾胃功能正常是气血充足，身体健康的反应；反之则气血不足，体质虚弱。

中医认为脾胃的功能是消化、吸收、转化人体所需的气血精微，故称之为"后天之本"、"气血生化之源"。常使用艾灸疗法能增强脾胃的运化功能，调节胃肠道，促进营养物质的消化吸收和新陈代谢，起到养生保健的作用。调和脾胃灸法适用于任何年龄，是防病保健的常用方法。

● 艾灸治疗方法

灸法	选穴	灸治时间／次数	材料	疗程	主治
艾条悬起灸	脾俞、胃俞、中脘、天枢	10～20分钟，每日或隔日1次	艾条若干	不限	消化不良，食欲不佳，胃胀腹泻
艾炷隔姜灸	脾俞、胃俞、中脘、天枢	1～7壮，每日或隔日1次	大艾炷若干、姜片若干	20～30天	畏寒怕冷，胃肠功能较差

精确取穴

中脘 在上腹部，前正中线，距脐中上4寸处。

天枢 在中腹部，肚脐左右两侧3指宽处。

脾俞 在第11胸椎棘突下，脊中旁开1.5寸处。

胃俞 在第12胸椎棘突下，旁开1.5寸。

预防感冒灸法

中医认为易患感冒、流感、咳嗽气喘等呼吸系统疾病者，是由于肺气不足，抗御外邪侵袭的功能失调，易被外邪所伤而致。

艾灸通过温热刺激和艾叶的药理作用，作用相关人体穴位，能够增强肺功能，提高机体免疫力，达到防病保健的作用。

● 艾灸治疗方法

灸法	选穴	灸治时间／次数	材料	疗程	主治
艾条温和灸	足三里、风门	30～20分钟，每日或隔日1次	艾条若干	一周	消化不良，食欲不佳，胃胀腹泻
温灸盒灸	大椎、风门、肺俞	每次20～30分钟，隔日或3日1次	艾绒若干	一周	畏寒怕冷，胃肠功能较差

精确取穴

大椎 人体颈部后正中线上，第7颈椎棘突下凹陷中。

足三里 位于小腿前外侧，当犊鼻穴下3寸，距胫骨前后一横指（中指）处。

风门 在第2胸椎棘突下，旁开1.5寸处。

肺俞 第3胸椎棘突下旁开1.5寸。

第五章 灸—灸更健康

养心安神灸法

养心安神是一种治疗阴虚而心神不安的方法。

使用养心安神灸法能活血通脉，补养心肌，改善心脏功能，镇静安神，促进睡眠，使人的血脉充盈，心神气血调和，精力充沛，思维敏捷。是预防心系疾病，养生保健，延年益寿的常用方法之一。对各种心血管疾病所致的心慌、失眠、健忘也有疗效。

● 艾灸治疗方法

灸法	选穴	灸治时间／次数	材料	疗程	主治
艾条温和灸	内关、心俞、神门、膻中	5～10分钟，每日1次	艾条若干	20～30天，间歇7～10日再灸	心慌、失眠、健忘
艾炷直接灸	心俞、膻中	3～5壮，每周或10日1次	艾炷若干	不限	心慌、失眠、健忘

精确取穴

内关 在人体的前臂掌侧，从近手腕的横纹的中央，往上大约3指宽的中央部位。

膻中 在人体的胸部，人体正中线上，两乳头之间连线的中点。

神门 在手腕关节的手掌一侧，尺侧腕屈肌腱的桡侧凹陷处。

心俞 第5胸椎棘突下，旁开1.5寸处。

调畅情志灸法

所谓"情志"，实际上是指人的精神心理状态。人的情感活动主要与肝的疏泄、藏血等功能有关。

人的情感压抑到一定程度，使心理调节机制不能发挥作用时，就会出现疾病。这时使用艾灸有能调节肝的疏泄功能，提高藏血调气的能力，疏肝解郁，调畅气机，从而保持人体气血流通，心情平和，精神舒畅，起到养肝护肝、调节情志的作用。

● 艾灸治疗方法

灸法	选穴	灸治时间／次数	材料	疗程	主治
艾条悬起灸	阳陵泉、章门、期门、三阴交、支沟、膻中	10～15分钟，隔日或3日1次	艾条若干	不限	精神紧张、心情抑郁
艾炷直接灸	阳陵泉、章门、期门、三阴交、支沟、膻中	3～5壮，每周2次	艾炷若干	15～20天	精神紧张、心情抑郁

精确取穴

章门 在人体的侧腹部，当第11肋游离端的下方。

膻中 在胸部，人体正中线上，两乳头之间连线的中点。

期门 在人体的胸部，乳头直下，与巨阙穴齐平。

支沟 在前臂背侧，当阳池穴与肘尖的连线上，腕背横纹上3寸。

三阴交 在人体小腿内侧，足内踝上缘3指宽，踝尖正上方胫骨边缘凹陷中。

阳陵泉 在人体膝盖斜下方，小腿外侧的腓骨小头稍前的凹陷中。

健脑益智灸法

健脑益智是通过疏通经络气血，增加大脑血流量，调节入脑神经，进而有效地提升大脑功能的治疗方法。

健脑益智灸能振奋精神，消除疲劳，提高大脑的思维和记忆能力。尤其在紧张的学习和工作中用本法进行自我保健，可保持头脑清醒，精力充沛。

● 艾灸治疗方法

	灸法	选穴	灸治时间／次数	材料	疗程	主治
	艾条悬起灸	百会、太阳、风池、风府、大椎、合谷、足三里	10～15分钟，隔1～2天1次	艾条若干	1～3个月	脑部功能衰退
	艾炷直接灸	百会、太阳、风池、风府、大椎、合谷、足三里	2～3壮，3日或每周1次	艾炷若干	1～3个月	脑部功能衰退

精确取穴

百会 位于头部，在头顶正中线与两耳尖端连线的交点处。

风府 位于后颈部，两风池穴连线的中点，颈项窝处。

风池 位于后颈部，后头骨下，两条大筋外缘陷窝中。

太阳 在耳郭前面，前额两侧，外眼角延长线的上方。

大椎 颈部后正中线上，第7颈椎棘突下凹陷中。

合谷 当拇指和食指伸张时，在第1、2掌骨的中点，稍微偏向食指处。

足三里 位于小腿前外侧，当犊鼻穴下3寸，距胫骨前后一横指（中指）处。

补肾强身灸法

肾是人的先天之本，肾不仅有主水液代谢的作用，还能主骨、生髓，补肾强身的作用在于滋补肾精肾气，培补元气，补养气血，平衡阴阳，调节内分泌。

> 补肾强身穴小儿、中年人、老年人皆可使。用于小儿，能促进儿童的身体发育；用于中年人，肾之精气亢盛则精力旺盛，身强体壮；用于老年人，能强壮筋骨，防老抗衰，为养生保健的重要方法。对人体的呼吸、消化、心血管、生殖泌尿、神经、内分泌等系统的许多脏腑组织器官均有调整作用。

● 艾灸治疗方法

灸法	选穴	灸治时间／次数	材料	疗程	主治
艾条悬起灸	肾俞、太溪、命门、关元、涌泉、膏肓俞、关元俞	10～20分钟，隔日或3日1次	艾条若干	1～3个月	呼吸、消化、心血管、生殖泌尿、神经、内分泌等系统病症
艾炷直接灸	肾俞、太溪、命门、关元、涌泉、膏肓俞、关元俞	2～3壮，每周或10日1次	小艾炷若干	1～3个月	精神紧张、心情抑郁

精确取穴

膏肓俞 在背部，当第4胸椎棘突下，旁开3寸。

肾俞 在第2腰椎棘突下，命门旁开1.5寸处。

太溪 在足内侧，内踝后方和脚跟骨筋腱之间的凹陷处。

涌泉 在足底第2、3趾的趾缝纹头端和足跟连线的前1/3处。

命门 当后正中线上，第2腰椎棘突下凹陷处。

关元俞 在腰部，当第5腰椎棘突下，旁开1.5寸。

眼睛保健灸法

眼睛，被人喻为"心灵的窗户"。它是五官之首，是人的重要器官，对于人们的工作、学习和生活均至关重要。明目保健措施多以养肝肾之阴、补心肝血分、平肝潜阳、泻降肝火为主。

> 眼睛保健灸重在疏通眼部的经脉气血，保护眼睛，恢复视力，养血明目，亦能防治多种眼疾，任何年龄均可使用。

● 艾灸治疗方法

	灸法	选穴	灸治时间／次数	材料	疗程	主治
	艾条悬起灸	曲池、肝俞、合谷、太阳、阳白、四白	10分钟，每周1～2次	艾条若干	不限	眼疾
	艾炷直接灸	曲池、肝俞、合谷、太阳、阳白、四白	2～3壮，隔2～3日1次	艾炷若干	不限	眼疾

精确取穴

阳白 在面部，瞳孔的直上方，距离眉毛上缘约2厘米处。

肝俞 在背部，当第9胸椎棘突下，旁开1.5寸。

曲池 屈肘成直角，在肘弯横纹尽头筋骨间凹陷处。

合谷 当拇指和食指伸张时，在第1、2掌骨的中点，稍微偏向食指处。

四白 位于面部，瞳孔直下，当眶下孔凹陷处。

太阳 在耳郭前面，前额两侧，外眼角延长线的上方。

小儿保健灸法

小儿在生长发育过程中，许多脏腑的功能还不够健全，中医称之为脏腑娇嫩，形气未充。因此，通过外部方式增强体质。

通过使用小儿保健灸可以强身保健，健脾和胃、补肺益气、健脑益智，同时加快儿童机体发育。

● 艾灸治疗方法

灸法	选穴	灸治时间／次数	材料	疗程	主治
艾条悬起灸	身柱、天枢、中脘、脾俞、风门、肺俞、大椎	5～10分钟，每周1次或每月1～2次	艾炷若干	3～12个月	营养不良、体弱多病
艾炷直接灸	身柱、天枢、中脘、脾俞、风门、肺俞、大椎	1～2壮，每月1～2次	小艾炷若干	3～12个月	营养不良、体弱多病
艾炷隔盐灸	神阙	3～10壮，隔日或每周1次	艾炷若干、食盐若干	3～12个月	营养不良、体弱多病

精确取穴

大椎 在颈部后正中线上，第7颈椎棘突下凹陷中。

风门 在第2胸椎棘突下，旁开1.5寸处。

肺俞 第3胸椎棘突下旁开1.5寸。

脾俞 在第11胸椎棘突下，脊中旁开1.5寸。

中脘 在上腹部，前正中线，距脐中上4寸处。

天枢 在中腹部，肚脐左右两侧3指宽处。

身柱 背部，当后正中线上，第3胸椎棘突凹陷中。

青壮年保健灸法

青壮年一般指 18 ～ 39 岁之间的人群。这类人群是机体发育成熟后最富有活力的一类人群，也是最需要保健的人群。

> 在青壮年时期坚持保健灸可通调气血，滋补阴精，增强体质，延缓衰老，使人气血旺盛，精力充沛，筋骨坚实，肌肉丰满，延年益寿。同时，还能缓解工作压力。

● 艾灸治疗方法

灸法	选穴	灸治时间／次数	材料	疗程	主治
艾条温和灸	关元、肾俞、三阴交、风门、肺俞	5 ～ 7 壮，隔日或3日1灸	艾条若干	1 个月	增强体质，缓解压力
温灸器灸	关元、肾俞	20 ～ 30 分 钟，2 ～ 3 日 1 次	艾绒若干	1 ～ 3 个月	增强体质，缓解压力
艾炷隔姜灸	关元、肾俞、三阴交、风门、肺俞	5 ～ 7 壮，隔日1次	艾炷若干，姜片若干	1 ～ 3 个月	脾肾不足，形体虚寒

精确取穴

关元 在下腹部，前正中线上，从肚脐往下 3/5 处。

肺俞 第 3 胸椎棘突下旁开 1.5 寸。

三阴交 在小腿内侧，足内踝上缘 3 指宽，踝尖正上方胫骨边缘凹陷中。

风门 在第 2 胸椎棘突下，旁开 1.5 寸处。

肾俞 在第 2 腰椎棘突下，命门旁开 1.5 寸处。

中老年保健灸法

中老年是指正常生命历程中青年之后的阶段，包括中年和老年。一般指 40 岁之后到生命结束的这一阶段。这一阶段人体机能逐步走向衰退，因此，加强保健十分重要。

艾灸又有滋补肝肾，益气壮阳，行气活血，疏通经络的作用。能调节血压，降低血脂，增强脏腑功能，防病保健，延缓衰老，是中老年人防病治病，延年益寿的必用之法。还能调节血压、预防和治疗中风。

● 艾灸治疗方法

灸法	选穴	灸治时间／次数	材料	疗程	主治
艾条悬起灸	气海、肺俞、风门、大椎、肾俞、关元	10 ～ 20 分钟，每日或隔日 1 次	艾条若干	常年	能调节血压、预防和治疗中风
艾炷隔姜灸	气海、肺俞、风门、大椎、肾俞、关元	5 ～ 7 壮，隔日或每周 1 次	艾炷若干，姜片若干	不限	脾肾虚寒

精确取穴

气海 下腹部，前正中线上，脐中下 1.5 寸。

关元 在下腹部，前正中线上，从肚脐往下 3/5 处。

大椎 在颈部后正中线上，第 7 颈椎棘突下凹陷中。

风门 在第 2 胸椎棘突下，旁开 1.5 寸处。

肺俞 第 3 胸椎棘突下旁开 1.5 寸。

肾俞 在第 2 腰椎棘突下，命门旁开 1.5 寸处。

第六章

灸一灸小病除

感冒发烧，头痛腹痛这些小病去医院要排长队，不去医院就会影响工作、生活，该怎么办？学会艾灸疗法，生了小病不用愁。

本章介绍了感冒、咳嗽、呕吐、打嗝、腹痛、腹泻、便秘、痔疮、心悸、头痛、眩晕、失眠、晕厥、中暑、腰腿痛15种常见小病。根据不同疾病的不同症状，介绍了多种施灸方法，读者可以针对自己的症状进行治疗。

本章看点 ▼

038 感冒

感冒是一种自愈性疾病，总体上分为普通感冒和流行感冒。普通感冒，中医称"伤风"。流行性感冒，简称流感，中医称"时行感冒"。

普通感冒的发生主要由于体虚，抗病能力减弱，当气候剧变时，人体内外功能不能适应，邪气乘虚由皮毛、口鼻而入所引起的。一般病程3～7日。流行性感冒，是由流感病毒引起的急性呼吸道传染病。病毒存在于患者的呼吸道中，当患者咳嗽、打喷嚏时经飞沫传染给别人。

● 对症施灸

● 风寒感冒

鼻塞声重或鼻痒喷嚏；流涕清稀，咽痒咳嗽，痰清稀薄，严重时会伴有发热恶寒，头痛无汗，肢体酸痛。

	灸法	选穴	灸治时间／次数	材料	主治
	艾炷隔姜灸	风池、风门、肺俞、列缺、合谷	5～7壮，每日1～2次	艾炷若干、姜片若干	风寒感冒
	艾条温和灸	风池、风门、肺俞、列缺、合谷	20～30分钟，每日1～2次	艾条若干	风寒感冒

● 风热感冒

发热微恶寒，头痛汗出，涕浊，咯痰黄稠，口干欲饮，咽喉红肿疼痛。

	灸法	选穴	灸治时间／次数	材料	主治
	艾条温和灸	风池、大椎、曲池、外关	3～5分钟，每日1～2次	艾条若干	风热感冒

● 气虚感冒

发热恶寒，汗出、肢体酸楚，倦怠乏力。

	灸法	选穴	灸治时间／次数	材料	主治
	艾条温和灸	大椎、曲池、气海、足三里	15～30分钟，每日1次。	艾条若干	气虚感冒 流行性感冒 与风热感冒重症同

艾灸疗法主穴与配穴

精确取穴

必灸主穴❶

风池 位于后颈部，后头骨下，两条大筋外缘陷窝中。

必灸主穴❷

大椎 在颈部后正中线上，第7颈椎棘突下凹陷中。

风门

必灸主穴❸

肺俞 第3胸椎棘突下旁开1.5寸。

必灸主穴❹

曲池 屈肘成直角，在肘弯横纹尽头筋骨间凹陷处。

中庭

鸠尾

气海

列缺

外关

合谷

足三里

取穴技巧速查索引

第六章 灸一灸小病除

038

039 咳嗽

咳嗽是人体清除呼吸道内的分泌物或异物的保护性呼吸反射动作,是呼吸系统疾患的一个主要症状,常见于上呼吸道感染、支气管炎、支气管扩张、肺结核等病。

咳嗽的形成和发作与呼吸道反复感染有关。在咳嗽患者中,存在有细菌、病毒、支原体等,如果吸入相应的抗原则可激发咳嗽。当气温、温度、气压改变时可诱发咳嗽,故在寒冷季节或秋冬气候转变时较多发病。中医认为咳嗽是因外感六淫,脏腑内伤,影响于肺所致有声有痰之证。

● 对症施灸

● 痰湿咳嗽

久咳不已,咳声重浊或咳逆喘满,喉间痰声辘辘,痰多色白黏稠或吐白沫痰,痰出咳减,伴胸闷脘痞,食少便溏,体倦乏力。

灸法	选穴	灸治时间／次数	疗程	材料	主治
艾炷隔姜灸	肺俞、脾俞、太渊、合谷、丰隆	3～5壮,每日或隔日1次	7～10次,休息7日	艾炷若干、姜片若干	痰湿咳嗽
艾条温和灸	肺俞、脾俞、太渊、合谷、丰隆	10～15分钟,每日或隔日1次	5～10次,休息7日	艾条若干	痰湿咳嗽

● 气虚咳嗽

咳嗽日久,咳声低沉无力,气短息微,痰多清稀,自汗畏风,神疲乏力,易患感冒。

灸法	选穴	灸治时间／次数	疗程	材料	主治
艾条温和灸	大椎、身柱、肺俞、脾俞、肾俞、气海、丰隆	10～15分钟,每日或隔日1次	5～10次,休息7日	艾条若干	气虚咳嗽

● 阳虚咳嗽

咳嗽气短喘促,痰涎清稀,头眩心悸,怯寒肢冷,足跗水肿,小便不利。

灸法	选穴	灸治时间／次数	疗程	材料	主治
艾炷隔姜灸	肺俞、膏肓俞、肾俞、命门、神阙、关元	3～5壮,每日或隔日1次	7～10次,休息7日	艾炷若干、姜片若干	阳虚咳嗽

艾灸疗法主穴与配穴

精确取穴

身柱

脾俞

命门

必灸主穴❶
大椎 在颈部后正中线上，第7颈椎棘突下凹陷中。

必灸主穴❷
肺俞 第3胸椎棘突下旁开1.5寸。

必灸主穴❸
肾俞 在第2腰椎棘突下，命门旁开1.5寸处。

合谷

神阙

气海

关元

太渊

必灸主穴❹
丰隆 位于足外踝上8寸处。

取穴技巧速查索引

太渊（见第 232 页）　大椎（见第 227 页）
合谷（见第 232 页）　身柱（见第 226 页）
丰隆（见第 233 页）　肾俞（见第 240 页）
气海（见第 224 页）　命门（见第 226 页）
肺俞（见第 240 页）　神阙（见第 224 页）
脾俞（见第 240 页）

039

040 呕吐

呕吐是指进入胃中食物反入食管，从口中吐出的病证。又称"吐逆"。呕吐通常可分为3个阶段，即恶心、干呕和呕吐。

某些原因导致胃功能紊乱，使胃气上逆，引起呕吐。如外感风寒，饮食内积，情志郁结，晕船晕车，劳倦过度，脾胃虚寒及某些疾病均可引起胃失和降，胃气上逆，迫使胃里食物从口中吐出而发生呕吐；急性胃炎、慢性胃炎、食管贲门、失弛缓症、幽门梗阻、胃神经官能症、病毒性肝炎、胆囊炎、胰腺炎等疾病均可出现呕吐症状。

● 对症施灸

● 外邪犯胃引起的呕吐

此类呕吐起病较急，突然呕吐，伴胸闷脘胀，头晕纳呆，或兼发热恶寒，头痛无汗或有汗。

	灸法	选穴	灸治时间／次数	材料	主治
	艾炷隔姜灸	大椎、中脘、间使、内关、合谷	5～7壮，每日1～2次	艾炷若干、姜片若干	外邪犯胃
	艾条温和灸	大椎、中脘、间使、内关、合谷	10～20分钟，每日1～2次	艾条若干	外邪犯胃

● 痰饮内阻引起的呕吐

其症状为呕吐清水，胸闷，头眩心悸，不思饮食。

	灸法	选穴	灸治时间／次数	疗程	材料	主治
	艾炷瘢痕灸	脾俞、中脘、章门、足三里、丰隆、公孙	5～7壮，每月1次	3次	艾炷若干	痰饮内阻

● 脾胃虚寒引起的呕吐

此类呕吐多发生在平素脾胃虚弱者，饮食稍多即吐，时吐时止，吐物清冷，胃纳不佳，食入难化，胸脘痞闷，口干不欲饮，喜暖恶寒，四肢不温，大便溏薄，倦怠乏力，面色少华。

	灸法	选穴	灸治时间／次数	材料	主治
	艾炷隔盐灸	神阙	5～7壮，每日1次	食盐若干，艾炷若干	脾胃虚寒

艾灸疗法主穴与配穴

精确取穴

必灸主穴 ❶

中脘 在上腹部，前正中线，距脐中上 4 寸处。

章门

神阙

间使

内关

大椎

必灸主穴 ❷

脾俞 在第 11 胸椎棘突下，脊中旁开 1.5 寸处。

合谷

必灸主穴 ❸

足三里 位于小腿前外侧，当犊鼻穴下 3 寸，距胫骨前后一横指(中指)处。

丰隆

公孙

隐白

第六章 灸一灸小病除

040

89

041 打嗝

打嗝学名"呃逆",古称"哕",即"膈肌痉挛",是指气逆上冲,喉间呃呃连声,声短而频,不能自制的一种病证。

打嗝的发生多因寒邪侵袭、饮食不节、情志失和导致食滞、气郁、胃火,或中焦虚寒,外寒客于胃中,或病后虚羸、下元亏损,导致气不顺行、胃失和降、上逆动膈而发生呃逆。

● 对症施灸

● 胃中寒冷

呃声有力,遇寒尤甚,得热可减,伴胸脘不适,饮食减少,喜热饮,恶冷食。

灸法	选穴	灸治时间/次数	材料	主治
艾炷隔姜灸	膈俞、天突、膻中、中脘、梁门、内关、足三里。	10～20分钟,每日1～2次	艾炷若干,姜片若干	胃中寒冷
艾条雀啄灸	膈俞、天突、膻中、中脘、梁门、内关、足三里	10～20分钟,每日1～2次	艾条若干	胃中寒冷

● 气滞痰阻

咯声响亮,夹有痰阻,呼吸不利,胸胁胀满,脘闷嗳气,肠鸣矢气。

灸法	选穴	灸治时间/次数	材料	主治
艾炷隔姜灸	膈俞、期门、天枢、内关、丰隆、太冲	10～20分钟,每日1～2次	艾炷若干,姜片若干	气滞痰阻
艾条温和灸	膈俞、期门、天枢、内关、丰隆、太冲	15～20分钟,每日1～2次	艾条若干	气滞痰阻

● 脾肾阳虚

呃声低长或短促而不连续,脘腹不舒,泛吐清水,喜热按,食少倦怠,面色无华,或久泻便溏,神疲气怯,腰膝无力,手足不温。

灸法	选穴	灸治时间/次数	疗程	材料	主治
艾炷灸	膈俞、肾俞、脾俞、膻中、气海、关元、内关、足三里、太溪	3～5壮,隔日1次	艾炷若干	脾肾阳虚	心脾两虚

艾灸疗法主穴与配穴

精确取穴

天突

必灸主穴 ❶
膻中 在胸部，正中线上，两乳头之间连线的中点。

期门

梁门

必灸主穴 ❷
中脘 在上腹部，前正中线，脐中上4寸处。

必灸主穴 ❹
气海 在第2腰椎棘突下，命门旁开1.5寸处。

关元

必灸主穴 ❸
天枢 在中腹部，肚脐左右两侧3指宽处。

必灸主穴 ❺
内关 在前臂掌侧，从近手腕的横纹的中央，往上大约3指宽的中央部位。

膈俞

脾俞

肾俞

必灸主穴 ❻
足三里 位于小腿前外侧，当犊鼻穴下3寸，距胫骨前后一横指（中指）处。

太溪

太冲

丰隆

第六章 灸一灸小病除

041

腹痛

腹痛俗称肚子痛，是指上腹部和小腹部的疼痛。腹中脏腑众多，因此腹痛可能是内、外、妇、儿等多种疾病引起的。

中医认为感受风、寒、暑、湿等外邪，或情志、饮食、虫积所伤及积聚、癥闭气滞血瘀等，使脏腑、经络功能失调，气血运行不畅，不通则会引起腹痛；气血亏虚，脏腑、经脉失养，也会引起腹痛。临床常见的引起腹痛的病症有：急慢性肝、胆、胃、肠、胰腺、腹膜炎症，及胃肠痉挛、功能紊乱、消化不良、消化道肿瘤、盆腔病变、寄生虫病、阑尾炎、膀胱炎及神经官能症等。

● 对症施灸

● 寒凝腹痛

腹痛急剧拒按，有明显的伤食及受寒史，喜温怕冷，得热痛减，遇寒加重，口不渴或喜热饮，肠鸣腹泻，泻后痛减，小便清白，四肢欠温。

灸法	选穴	灸治时间／次数	材料	主治
艾炷直接灸	中脘、神阙、天枢、合谷、足三里、公孙	3～5壮，每日1～2次	艾炷若干	寒凝腹痛
艾炷隔姜灸	神阙	3～10壮，每日1次	艾炷若干、姜片若干	寒凝腹痛

● 虚寒腹痛

腹部隐隐作痛，时痛时止，喜热按，大便溏泄，面色少华，神倦乏力，腰膝酸软，怯寒肢冷。

灸法	选穴	灸治时间／次数	材料	主治
艾炷直接灸	脾俞、胃俞、中脘、章门、气海、关元、足三里、三阴交	灸3～5壮，每日1～2次	艾炷若干	虚寒腹痛
艾条温和灸	脾俞、胃俞、中脘、章门、神阙、气海、关元、足三里、三阴交、合谷	10～15分钟，每日1次。	艾条若干	虚寒腹痛

艾灸疗法主穴与配穴

精确取穴

中脘

章门

脾俞

胃俞

必灸主穴 ❶
天枢 在中腹部，肚脐左右两侧3指宽处。

气海

合谷

必灸主穴 ❷
神阙 在腹中部，肚脐中央。

必灸主穴 ❸
关元 在下腹部，前正中线上，从肚脐往下3/5处。

足三里

三阴交

公孙

取穴技巧速查索引

健康贴士

腹痛可食用

桂皮红糖汤：桂皮5-10克，红糖20克，水煎温服，对产后腹痛有一定的治疗作用。

红糖姜饮：红糖100克，鲜生姜10克，水煎服，可辅助治疗产后腹痛和产后胃部疼痛。

043 腹泻

腹泻指大便次数增多，便质稀薄或水样便。又称泄泻，下痢。腹泻四季均可发生，但夏秋季节易于发病。

现代医学认为，腹泻是因消化器官发生功能性或器质性病变均引起的。如肠道炎症性病变、肠道黏膜性病变、肠道运转功能缺陷、肠道肿瘤、消化酶缺乏、结肠过敏、食物中毒及某些全身性疾病等，而其中最主要的是肠道各种感染。中医认为腹泻是由于湿邪所侵和脾胃功能障碍引起。急性腹泻，常因感受外邪或饮食所伤引起，以实证居多。慢性腹泻则由于脾胃虚弱，或肝木侮土，或命门火衰，不能熟腐水谷而成，以虚证为主。

● 对症施灸

● 急性腹泻

发病急促，腹痛，便次增多，粪便清稀，或如水样，水谷相杂；或腹泻肛门灼热，大便热臭，小便短赤，口渴心烦等。

	灸法	选穴	灸治时间／次数	材料	主治
	艾炷隔姜灸	大肠俞、神阙、天枢、大横、足三里、上巨虚、阴陵泉、合谷	3～5壮，每日1次	艾炷若干、姜片若干	急性腹泻
	艾条温和灸	大肠俞、神阙、天枢、大横、足三里、上巨虚、阴陵泉、合谷	15～30分钟，每日1～2次。	艾条若干	急性腹泻

● 慢性腹泻

发病缓慢，腹泻延续时间长，腹泻次数较少，粪质稀溏，黎明前腹部微痛，痛则欲便，或肠鸣而不痛，不思饮食，喜暖畏寒等。

	灸法	选穴	灸治时间／次数	疗程	材料	主治
	艾炷隔姜灸	大肠俞、中脘、天枢、足三里、脾俞、胃俞、关元俞	3～7壮，每日或隔日1次	10次，休息5日	艾炷若干、姜片若干	慢性腹泻
	艾条温和灸	大肠俞、中脘、天枢、足三里、脾俞、胃俞、关元俞	10～20分钟，每日1次	10次，休息5日	艾条若干	慢性腹泻

艾灸疗法主穴与配穴

精确取穴

中脘

脾俞

关元俞

大横

必灸主穴 ❷

天枢 在中腹部，肚脐左右两侧3指宽处。

必灸主穴 ❶

神阙 在腹中部，肚脐中央。

必灸主穴 ❸

大肠俞 在腰部，第4腰椎棘突下，旁开1.5寸。

合谷

必灸主穴 ❹

足三里 位于小腿前外侧，当犊鼻穴下3寸，距胫骨前后一横指（中指）处。

阴陵泉

上巨虚

取穴技巧速查索引

大肠俞（见第240页） 神阙（见第224页）
天枢（见第222页） 足三里（见第233页）
大横（见第222页） 脾俞（见第240页）
上巨虚（见第231页） 合谷（见第232页）
阴陵泉（见第234页） 胃俞（见第240页）
中脘（见第224页）
关元俞（见第240页）

健康贴士

（1）腹泻时应该尽量减少吃蔬菜，尤其不要吃韭菜、芹菜、洋葱、丝瓜、青椒、毛豆、生菜、榨菜、金针菜、四季豆、苦瓜等蔬菜。

（2）腹泻时宜增加流质饮食的摄入，如牛奶、藕粉、菜汁、果汁、鸡蛋汤、软面和稀粥等。

第六章 灸一灸小病除

043

95

044 便秘

便秘是指大便经常秘结不通，或有便意而排便困难的一种病证。其常见症状是排便次数明显减少，每2～3天或更长时间一次，无规律，粪质干硬。古称"脾约"、"大便难"。

正常排便是直肠黏膜受粪便充盈扩张的机械刺激，产生冲动，经神经反射使直肠收缩，肛门括约肌松弛，腹肌收缩，而将粪便排出肛门。因此，排便过程的任何环节发生障碍均可发生便秘。中医认为，便秘主要由燥热内结、气机郁滞、津液不足和脾肾虚寒所引起。老年体衰、气血两虚、脾胃内伤、饮水量少、化源不足，使肠道干槁，便行艰涩。

● 对症施灸

● 虚秘型

数日或十数日大便不行，少有腹部不适或虽有便意，便时乏力，汗出气短，无力排出大便。粪便干结如羊屎或松散如糟粕，形体消瘦，咽干津少。此类便秘多发生在老年人身上。

	灸法	选穴	灸治时间／次数	疗程	材料	主治
	艾炷隔蒜灸	脾俞、胃俞、大肠俞、天枢、支沟、足三里、三阴交	3～5壮，每日1次	10次，休息5日	艾炷若干、蒜片若干	虚秘
	艾条温和灸	脾俞、胃俞、大肠俞、天枢、支沟、足三里、三阴交	10～15分钟，每日1次	10次，休息5日	艾条若干	虚秘

● 冷秘型

大便艰涩不易排出，用力会导致脱肛，腹部冷痛，腰冷酸软，四肢欠温，小便清白频数，面色苍白。

	灸法	选穴	灸治时间／次数	疗程	材料	主治
	艾炷直接灸	肾俞、关元俞，大肠俞、气海、关元、足三里、太溪	5～7壮，每日或隔日1次	10次	艾炷若干	冷秘
	艾炷隔盐灸	神阙	5～10壮，每日或隔日1次	10次	食盐若干，艾炷若干	冷秘

艾灸疗法主穴与配穴

精确取穴

脾俞
胃俞
肾俞
关元俞

神阙
气海
天枢

三阴交
太溪

必灸主穴 ❶
大肠俞 在腰部，第4腰椎棘突下，旁开1.5寸。

必灸主穴 ❷
支沟 在前臂背侧，腕背横纹上3寸。

必灸主穴 ❸
关元 在腰部，第5腰椎棘突下，旁开1.5寸。

必灸主穴 ❹
足三里 在小腿前外侧，当犊鼻下3寸，距胫骨前缘一横指(中指)处。

取穴技巧速查索引

脾俞（见第240页）
胃俞（见第240页）
大肠俞（见第240页）
天枢（见第222页）
支沟（见第237页）
三阴交（见第234页）
肾俞（见第240页）
关元俞（见第240页）
关元（见第223页）
足三里（见第233页）
神阙（见第224页）
气海（见第224页）
太溪（见第236页）
上巨虚（见第231页）

健康贴士

（1）要确定一个适合自己的排便时间（最好是早晨），到时候不管有无便意，或能不能排出，都要按时蹲厕所，只要长期坚持，就会形成定时排便的条件反射。

（2）每日应至少食用3份蔬菜、2份水果，才能摄取足够的维生素、矿物质与膳食纤维。

痔疮

痔疮是人体直肠末端黏膜下和肛管皮肤下静脉丛发生扩张和屈曲所形成的柔软静脉团。民间有"十人九痔"之说,可见痔疮是一种最常见的肛肠疾病。由于发病部位不同可分为内痔、外痔和混合痔。

痔疮的发生与解剖部位及静脉回流受阻、感染、损伤等有关。中医认为,久坐久立、长期便秘、负重远行、妊娠多产以及七情郁结,气机失宣而致气血瘀结;或泻痢日久,体质亏耗及年老体弱,中气不足,气虚下陷;或饮食失调,嗜酒辛辣,湿热内生,下注大肠,湿热与瘀血结滞于肛门而形成痔疮。

● 对症施灸

● 外痔

肛门周围长有大小不等、形状不一的皮赘,质硬而坚,时痒时痛,大便秘结。

灸法	选穴	灸治时间／次数	材料	主治
艾炷直接灸	大肠俞、次髎、长强、会阴、承山、气海、足三里	灸 3 ～ 5 壮,每日 1 次	艾炷若干	外痔
艾炷隔姜灸	大肠俞、次髎、长强、会阴、承山、气海、足三里	3 ～ 5 壮,每日 1 次	艾炷若干、姜片若干	外痔

● 内痔

便血、痔核脱出,严重时会喷血、痔核脱出后不能自行还纳,还有大便困难、便后擦不干净。

灸法	选穴	灸治时间／次数	材料	主治
艾炷直接灸	大肠俞、次髎、长强、会阴、承山	3 ～ 5 壮,每日 1 次	艾炷若干	内痔
艾炷隔姜灸	大肠俞、次髎、长强、会阴、承山	3 ～ 5 壮,每日 1 次	艾炷若干、姜片若干	内痔

● 混合痔

兼有内外痔双重特征,临床以直肠黏膜及皮肤脱出、坠胀、疼痛、反复感染为主要症状。

灸法	选穴	灸治时间／次数	材料	主治
艾炷直接灸	大肠俞、次髎、长强、会阴、承山	3 ～ 5 壮,每日 1 次	艾炷若干	混合痔

艾灸疗法主穴与配穴

精确取穴

大肠俞

气海

必灸主穴 ❶

次髎 在骶部,当髂后上棘内下方,适对第2骶后孔处。

必灸主穴 ❷

长强 在尾骨端下,当尾骨端与肛门连线的中点处。

足三里

必灸主穴 ❸

承山 在人体的小腿后面正中,委中穴与昆仑穴之间。

会阴

取穴技巧速查索引

健康贴士

(1)平素少食辛辣等刺激食物,多食水果、蔬菜,保持大便通畅。

(2)坚持提肛锻炼,促进局部血液循环。

045

心悸

心悸指患者自觉心跳异常，惊慌不安，不能自主或有脉搏跳动参差不齐的一种证候。古称"惊悸"、"怔忡"。

心悸的发生主要由于先天体质虚弱或后天劳倦、久病、失血等致气血阴阳耗损，脏腑功能失调，以及外邪侵袭、暴受惊恐、情志内伤、痰浊内停、气滞血瘀等致心脏搏动异常、心气虚弱、心脉不畅、心失所养，心神不宁引起。

● 对症施灸

● 气血不足

心悸不安，心中有空虚感，动则悸发，静则悸缓，善惊易恐。气虚为主者，多梦易醒，头晕气短，自汗乏力，纳呆腹胀，面色少华;血虚为主者，头晕目眩，两目干涩，四肢麻木，面色姜黄，唇甲淡白。

灸法	选穴	灸治时间／次数	疗程	材料	主治
艾炷灸	心俞、脾俞、膈俞、膻中、气海、关元、间使、内关、足三里	5～7壮，每日1次	10次	艾炷若干	气血不足
艾条温和灸	心俞、脾俞、膈俞、膻中、气海、关元、间使、内关、足三里	15～20分钟，每日1次	10次	艾条若干	气血不足

● 心阴亏虚

心悸易惊，虚烦不眠，多梦易醒，头晕耳鸣，盗汗口干，手足心热。

灸法	选穴	灸治时间／次数	疗程	材料	主治
艾炷灸	心俞、阴郄、郄门、神门、三阴交、太溪	3壮，每日1次	10次，休息3日	艾炷若干	心阴亏虚

● 脾肾阳虚

心悸倦怠，眩晕气短，胸脘痞满，腹胀纳呆，腰痛阴冷，大便溏薄，畏寒肢凉，水肿尿少，面色苍白。

灸法	选穴	灸治时间／次数	疗程	材料	主治
艾条雀啄灸	脾俞、肾俞、命门、关元、内关、足三里	10～15分钟，每日1次	10次	艾条若干	脾肾阳虚

艾灸疗法主穴与配穴

精确取穴

膻中

郄门

间使

必灸主穴 ❷
内关 在前臂掌侧，从近手腕的横纹的中央，往上大约3指宽的中央部位。

气海

关元

阴郄

必灸主穴 ❶
神门 在手腕关节的手掌一侧，尺侧腕屈肌腱的桡侧凹陷处。

必灸主穴 ❸
心俞 第5胸椎棘突下，旁开1.5寸处。

膈俞

脾俞

肾俞

命门

足三里

必灸主穴 ❺
三阴交 在小腿内侧，足内踝上缘3指宽，踝尖正上方胫骨边缘凹陷中。

太溪

第六章 灸一灸小病除

头痛

头痛通常是指头颅上半部，包括眉弓、耳轮上缘和枕外隆突连线以上部位的疼痛。头痛可单独出现，也可伴随各种急慢性疾病出现。头痛的原因繁多，其中有些是严重的致命疾患。

头颅内外各种结构对疼痛刺激十分敏感，局部刺激由于神经元兴奋的中枢扩散作用或颅内血管的扩张，使这些结构受到牵引引起头痛；炎性刺激而至头部也引起疼痛。常见的器质性头痛有：颅骨骨膜的感染、高血压病、外伤、肿瘤、脑血管病及原发于五官科的头痛。头为"诸阳之会"、"清阳之府"，故凡外邪侵袭、上犯巅顶、邪气稽留、阻抑清阳，或内伤诸疾导致气血逆乱、瘀阻经络，或肝阳、肝火上扰清空，或气虚清阳不升均可发生头痛。

● 对症施灸

风寒头痛

起病较急，表现为头痛，同时伴有项背或有紧束感。

灸法	选穴	灸治时间／次数	材料	主治
艾炷直接灸	百会、太阳、头维、上星、列缺、合谷、风池、风门、阿是穴	3～5壮，每日1次	艾炷若干	风寒头痛
艾炷隔姜灸	百会、太阳、头维、上星、列缺、合谷、风池、风门、阿是穴	5～10壮，每日1次	艾炷若干、姜片若干	风寒头痛

肾虚头痛

头脑空痛，摇晃加重，以后脑痛为主。

灸法	选穴	灸治时间／次数	材料	主治
艾条温和灸	百会、太阳、头维、上星、列缺、合谷、肾俞、太溪、阿是穴	20分钟	艾条若干	肾虚头痛

肝阳上亢头痛

头掣痛且眩，以两侧为甚。

灸法	选穴	灸治时间／次数	材料	主治
艾条温和灸	百会、太阳、头维、上星、阳辅、太溪、太冲、阿是穴	15～20分钟	艾条若干	肝阳上亢头痛

艾灸疗法主穴与配穴

精确取穴

上星

必灸主穴 ❶

头维 当发鬓前直
入发际 0.5 寸。

必灸主穴 ❷

风池 位于人体的后
颈部，后头骨下，两
条大筋外缘陷窝中。

必灸主穴 ❸

风门 在第 2 胸椎
棘突下，旁开 1.5
寸处。

气海

列缺

百会

肾俞

太溪

太冲

必灸主穴 ❹

太阳 在耳郭前面，
前额两侧，外眼角
延长线的上方。

合谷

取穴技巧速查索引

第六章 灸一灸小病除

047

眩晕

眩指"眼花",晕是指视物模糊昏花,或眼前发黑,头晕旋转,站立不稳,因二者常同时出现,故称眩晕。

引起眩晕的疾病种类很多,不同的疾病原因也是不一样的。大致分为周围性眩晕和中枢性眩晕,本书主要针对肝阳上亢、肾精不足、心脾两虚引起的眩晕对症施灸。

● 对症施灸

肝阳上亢

眩晕耳鸣,心烦易怒,失眠多梦,或兼面红耳赤,口干苦,便秘尿赤,甚则眩晕欲仆,头痛呕吐,肢麻震颤,语言不利,步伐不稳。

	灸法	选穴	灸治时间／次数	疗程	材料	主治
	艾条温和灸	风池、肝俞、肾俞、侠溪、行间、太冲	15～30分钟,每日或隔日1次	10次	艾条若干	肝阳上亢
	艾炷隔芹菜根灸	风池、肝俞、肾俞、侠溪、行间	3～5壮,每日1次	10次	芹菜根切成0.2厘米的薄片,艾炷若干	肝阳上亢

肾精不足

脑转耳鸣,多梦健忘,记忆力速减,精神委靡,腰膝酸软,不耐劳作,或遗精滑泄,齿摇发落。

	灸法	选穴	灸治时间／次数	疗程	材料	主治
	艾炷灸	百会、肾俞、命门、太溪、三阴交、涌泉	3～5壮,隔日1次	5次	艾炷若干	肾精不足

心脾两虚

头晕眼花,甚则晕倒,劳累即发,动则加剧,伴心悸气短,失眠困倦,饮食减少,神疲懒言,动则汗出,面色无华。

	灸法	选穴	灸治时间／次数	疗程	材料	主治
	艾炷隔姜灸	百会、膈俞、脾俞、肾俞、关元、足三里	5～7壮,每日或隔日1次、	10次	艾炷若干,姜片若干	心脾两虚

艾灸疗法主穴与配穴

精确取穴

必灸主穴 ❶
风池 位于后颈部，后头骨下，两条大筋外缘陷窝中。

必灸主穴 ❹
百会 位于头部，在头顶正中线与两耳尖端连线的交点处。

膈俞

必灸主穴 ❷
肝俞 在背部，在第9胸椎棘突下，旁开1.5寸。

脾俞

命门

肾俞

三阴交

关元

太溪

行间

侠溪

必灸主穴 ❸
足三里 位于小腿前外侧，当犊鼻穴下3寸，距胫骨前后一横指（中指）处。

取穴技巧速查索引

必灸主穴 ❹
涌泉 在足底第2、3趾的趾缝纹头端和足跟连线的前1/3处。

048

失眠

失眠是指经常性睡眠减少而言，或不能入睡，或睡后易醒，醒后再不能入睡，甚至彻夜不眠的一种病症。古称"不寐"、"目不瞑"、"不得卧"、"不得眠"等。

造成失眠的原因很多，如环境的改变，焦虑、烦躁不安或情绪低落、心情不愉快、生活的打击、工作与学习的压力；服用药物和其他物质引起的失眠。如有的人对睡眠的期望过高，这种对睡眠的过分迷信，增加了睡眠的压力，也容易引起失眠。

● 对症施灸

● 心脾不足

夜寐虚烦难眠，或睡中多梦易醒，醒后更难入睡，伴心悸气短，头晕耳鸣，神疲健忘，饮食不香，面色无华。

	灸法	选穴	灸治时间／次数	疗程	材料	主治
	艾炷隔姜灸	心俞、脾俞、膈俞、神门、足三里	3～5壮，每晚1次	7次	艾炷若干，姜片若干	心脾不足引起的失眠
	艾条温和灸	心俞、脾俞、膈俞、神门、足三里	10～15分钟，每晚1次	7次	艾条若干	心脾不足引起的失眠

● 心肾不交

心烦不寐、入睡困难，多梦易醒，心悸善惊，头晕耳鸣，烦热盗汗，手足心热，口干津少，口舌生疮，神疲健忘，腰酸腿软。

	灸法	选穴	灸治时间／次数	疗程	材料	主治
	艾炷隔芹菜根灸	心俞、肾俞、志室、大陵、神门、太溪、然谷、涌泉	3～5壮，每晚1次	7次	艾炷若干，鲜芹菜根薄片若干	心肾不交引起的失眠

● 心胆气虚

心神不安，胆怯惊恐，遇事易惊，夜烦不眠，睡中多梦易惊醒，伴心悸气短。

	灸法	选穴	灸治时间／次数	疗程	材料	主治
	珍珠粉敷灸	神阙	每晚1次	7次	取珍珠粉、丹参粉、硫黄、冰片各等量	心胆气虚引起的失眠

艾灸疗法主穴与配穴

精确取穴

必灸主穴❶
心俞 第5胸椎棘突下，旁开1.5寸处。

膈俞

必灸主穴❷
脾俞 在第11胸椎棘突下，脊中旁开1.5寸处。

志室

肾俞

大陵

神门

必灸主穴❸
足三里 位于小腿前外侧，当犊鼻穴下3寸，距胫骨前后一横指（中指）处。

神阙

太溪

然谷

涌泉

取穴技巧速查索引

心俞（见第240页）	足三里（见第233页）
膈俞（见第240页）	神门（见第234页）
脾俞（见第240页）	太溪（见第236页）
志室（见第241页）	涌泉（见第235页）
肾俞（见第240页）	然谷（见第228页）
大陵（见第236页）	神阙（见第224页）

晕厥

晕厥是大脑一时性缺血、缺氧引起的短暂的意识丧失的现象。中医古称"薄厥"、"郁冒"、"昏晕"、"昏厥"、"昏仆"等。

急性脑缺血是引起晕厥的主要原因，而急性脑缺血可能与血压急剧下降、心排出量骤减，或脑动脉本身疾患有关。中医认为，晕厥多由外邪侵袭，七情内伤，饮食劳倦，剧烈疼痛，痰饮内伏，瘀血阻滞等引起气机一时逆乱，升降失司，阴阳不相顺接，致十二经脉的气血不能正常循环而发生。

◉ 对症施灸

● 实证晕厥

向来身体强壮者，突然发生晕厥，出现气壅息粗，喉间痰鸣，牙关紧闭的症状为实证晕厥。

	灸法	选穴	灸治时间／次数	材料	主治
	艾炷直接灸	百会、人中、膻中、大陵、十二井	5~10 壮，每日 1~2 次	艾炷若干	实证晕厥
	艾炷隔盐灸	神阙	5~10 壮，每日 1~2 次	食盐若干、艾炷若干	实证晕厥

● 虚证晕厥

久病体虚之人，忽然晕倒，并表现出气息微弱，口开目合，自汗肤冷的症状。

	灸法	选穴	灸治时间／次数	材料	主治
	艾炷直接灸	百会、气海、关元、足三里、太溪	不计壮数，灸至患者苏醒	艾炷若干	虚证晕厥
	艾炷隔蒜灸	神阙	5~10 壮，每日或隔日 1 次	食盐和蒜片若干，艾炷若干	虚证晕厥
	艾条温和灸	百会、气海、关元、足三里、太溪	10~20 分钟，每日或隔日 1 次	艾条若干	虚证晕厥

艾灸疗法主穴与配穴

精确取穴

百会

少泽　少冲　关冲　商阳

取穴技巧速查索引

必灸主穴 ❶

人中　上嘴唇沟的上 1/3 与下 2/3 交界处。

膻中

必灸主穴 ❷

神阙　在腹中部，肚脐中央。

必灸主穴 ❸

气海　下腹部，前正中线上，脐中下 1.5 寸。

关元

大陵

少商

中冲

足三里

太溪

隐白

厉兑

足窍阴

至阴

涌泉

大敦

第六章　灸一灸小病除

050

051 中暑

中暑是因高温或烈日暴晒引起人体体温调节功能紊乱所致的一种急性疾病。古称"中热"、"中 "，轻者称"发痧"、"伤暑"。炎夏季节在烈日下、高热辐射、高湿度和风速较小的环境中停留时间较长或从事体力劳动，如果防暑措施做得不好，就可能导致中暑发生。

人体 2/3 余热通过出汗蒸发排泄，当气温在 35℃～ 39℃时，周围环境潮湿，汗液不易蒸发就会引发中暑。中医认为：夏日天气炎热，气温增高，正气亏虚，若不能适应外界气温的变化，或在烈日下劳动时间过长，感受炎暑或暑湿秽浊之气，致暑热郁蒸，正气耗损，甚则清窍被蒙，经络之气厥逆不通则出现神昏痉厥。如津气耗散过甚，会造成虚脱致死。

● 对症施灸

● 阳证重度中暑

发热汗出，兼见烦躁，口渴多饮，小便短赤或兼见恶寒。

	灸法	选穴	灸治时间／次数	材料	主治
	艾炷着肤灸	大椎、曲池、合谷、内关、足三里	3～5壮，每日1～2次	艾炷若干	阳证重度中暑
	艾炷隔盐灸	神阙	5～7壮，每日1～2次	食盐若干、艾炷若干	阳证重度中暑

● 阴证重度中暑

发热汗出，兼见精神衰惫，四肢困倦，胸闷气短，不思饮食。

	灸法	选穴	灸治时间／次数	材料	主治
	艾炷着肤灸	肾俞、气海、关元、阴郄、太渊	3～5壮，每日1～2次	艾炷若干	阴证重度中暑

● 中暑脱证

身热大汗不止，继则厥逆，冷汗自出，烦躁不安，面色苍白，呼吸浅促，甚至昏迷，不省人事。

	灸法	选穴	灸治时间／次数	材料	主治
	艾炷隔盐灸	神阙	壮数不拘，以苏醒为度	食盐若干、艾炷若干	中暑脱证

艾灸疗法主穴与配穴

精确取穴

必灸主穴❶
大椎 在颈部后正中线上，第7颈椎棘突下凹陷中。

必灸主穴❷
曲池 屈肘成直角，在肘弯横纹尽头筋骨间凹陷处。

肾俞

合谷

必灸主穴❸
足三里 位于小腿前外侧，当犊鼻穴下3寸，距胫骨前后一横指（中指）处。

必灸主穴❹
神阙 在腹中部，肚脐中央。

气海

必灸主穴❺
关元 在下腹部，前正中线上，肚脐往下3/5处。

内关
太渊
阴郄

健康贴士

（1）发现自己和其他人有先兆中暑和轻症中暑表现时，首先要做的是迅速撤离引起中暑的高温环境，选择阴凉通风的地方休息。

（2）多饮用一些含盐分的清凉饮料。还可以在额部、颞部涂抹清凉油、风油精等。

第六章 灸—灸小病除

051

腰腿痛

腰腿痛是以腰部和腿部疼痛为主要症状的伤科病症。内、外、骨、妇科疾病均可出现腰腿痛症状。

中医认为风、寒、湿、热等外邪侵袭，劳累、外伤等致经络阻滞、气血循环不畅，或因禀赋不足，久病体虚，年老体衰，纵欲伤肾等致肾脏精血亏损、经脉失于濡养均会致腰腿痛。现代医学认为脊柱疾病，脊柱旁组织病，脊神经根受刺激，如脊髓压迫症、急性脊髓炎、内脏疾病、妇科疾病等都会造成腰腿痛。

● 对症施灸

● 风寒湿腰腿痛

腰部冷痛，活动困难，或痛连腰骶及下肢部，得热痛减，遇阴寒及气候变化加剧。

灸法	选穴	灸治时间／次数	疗程	材料	主治
艾炷直接灸	肾俞、命门、志室、腰阳关、气海俞、大肠俞、委中、阳陵泉	3～5壮，每日1次	7次	艾炷若干	风寒湿腰腿痛
艾条温和灸	肾俞、命门、志室、腰阳关、气海俞、大肠俞、委中、阳陵泉	10～15分钟，每日1次	7次	艾条若干	风寒湿腰腿痛

● 腰肌劳损腰腿痛

腰腿部僵直酸痛，俯仰不利，行走不便，痛处拒按，有刺痛感，劳累后疼痛加剧。

灸法	选穴	灸治时间／次数	材料	主治	备注
艾炷直接灸	阿是穴、膈俞、志室、气海俞、委中、承山、绝骨	3～5壮，每日1次	艾炷若干	腰肌劳损	阿是穴、志室各灸10分钟

● 肾虚腰腿痛

腰腿酸痛、隐痛、胀痛，反复发作，腰肌无力，静卧减轻，劳累后病痛加剧。

灸法	选穴	灸治时间／次数	材料	主治	备注
艾条温和灸	肾俞、命门、环跳、关元、委中、太溪、然谷	10～15分钟，每日1～2次。	艾条若干	肾虚腰腿痛	肾俞灸20～30分钟

艾灸疗法主穴与配穴

精确取穴

膈俞

命门

必灸主穴❶
肾俞 在第2腰椎棘突下，命门旁开1.5寸处。

志室

气海俞

大肠俞

必灸主穴❷
腰阳关 在腰部，身体后正中线上，第4腰椎棘突下凹陷中。

必灸主穴❸
委中 在膝盖后侧中央。

承山

环跳

必灸主穴❹
阳陵泉 在膝盖斜下方，小腿外侧的腓骨小头稍前的凹陷中。

关元

绝骨

然谷

必灸主穴❺
太溪 在足内侧，内踝后方和脚跟骨筋腱之间的凹陷处。

取穴技巧速查索引

第七章

灸一灸大病去

心脏病、高血压、糖尿病是威胁人类身体健康的三大杀手，这三种病发病率高、死亡率高，一直是医学界的难题。中医疗法艾灸治疗这些病症有奇效。本章详细介绍了糖尿病、哮喘、心脏病、脑出血、中风、慢性胃炎、胃痛、黄疸、肝硬化、高血压的艾灸疗法。患者在采用西医治疗的同时使用艾灸疗法能减轻痛苦，加快疾病痊愈。

本章看点 ▼

● 糖尿病 必灸主穴：肺俞、脾俞、关元

● 哮喘 必灸主穴：大椎、风门、膏肓、定喘

● 心脏病 必灸主穴：膻中、巨阙、肺俞、心俞、关元、内关

● 脑出血 必灸主穴：内关、劳宫、百会、神阙、人中

● 中风 必灸主穴：肩髃、曲池、外关、伏兔、阳陵泉、足三里、中脘

● 慢性胃炎 必灸主穴：中脘、脾俞、足三里、胃俞

● 胃痛 必灸主穴：脾俞、胃俞、足三里、神阙、内关

● 黄疸 必灸主穴：肝俞、胆俞、至阳、阳陵泉、足三里

● 肝硬化 必灸主穴：肾俞、肝俞、脾俞、中脘、期门、关元、三阴交

● 高血压 必灸主穴：风池、曲池、足三里、太冲、绝骨、涌泉

053 糖尿病

糖尿病是各种致病因子作用于机体导致胰腺功能减退、胰岛素抵抗的疾病，典型病例可出现多尿、多饮、多食、消瘦等表现，即"三多一少"症状。中医将其归入"消渴"、"消瘅"范畴。

现代医学认为，糖尿病的发生与自身免疫系统缺陷、遗传基因、病毒感染、肥胖、年龄等有关。糖尿病分原发和继发两类。其基本病理是胰岛素绝对或相对分泌不足，对抗胰岛素作用的激素分泌过旺，引起糖、脂肪、蛋白质代谢紊乱。中医认为：五志过极，精神烦劳，气极郁结，心火偏亢；或饮食偏嗜肥甘酒辛，脾胃运化失职，积热内蕴，耗液伤津；或恣情纵欲，房劳伤肾，封藏失职，引起阴虚火旺，上蒸肺胃等均可发生消渴。

● 艾灸治疗方法

灸法	选穴	灸治时间／次数	疗程	材料	主治
艾炷直接灸	肺俞、脾俞、肾俞、命门、关元、中脘、足三里、三阴交、复溜、太溪	3壮，隔日1次	10次	艾炷若干	糖尿病
艾炷隔姜灸	①中脘、足三里 ②身柱、脾俞、命门 ③气海、关元 ④脊中、肾俞 ⑤华盖、梁门 ⑥大椎、肝俞 ⑦腹哀、关元、中极 ⑧肺俞、膈俞、肾俞	每次选1组穴位，各灸10～30壮，隔日1次，交替运用	10次	艾炷若干，姜片若干	糖尿病
艾条温和灸	肺俞、脾俞、肾俞、命门、关元、中脘、足三里、三阴交、复溜、太溪	5～10分钟，每日1次	10次	艾条若干	糖尿病
温盒灸	关元	10～30分钟	10次	艾绒若干	糖尿病

艾灸疗法主穴与配穴

精确取穴

大椎
身柱
肝俞
脊中
命门

必灸主穴 ❶
肺俞 第3胸椎棘突下旁开1.5寸。

膈俞

必灸主穴 ❷
脾俞 在第11胸椎棘突下，脊中旁开1.5寸处。

肾俞

足三里
三阴交
复溜
太溪

华盖
中脘
梁门
腹哀
气海
中极

必灸主穴 ❸
关元 在下腹部，前正中线上，肚脐往下3/5处。

取穴技巧速查索引

肺俞（见第240页）	三阴交（见第234页）	梁门（见第220页）
脾俞（见第240页）	复溜（见第236页）	大椎（见第227页）
肾俞（见第240页）	太溪（见第236页）	肝俞（见第240页）
命门（见第226页）	身柱（见第226页）	腹哀（见第220页）
关元（见第223页）	气海（见第224页）	中极（见第223页）
中脘（见第224页）	脊中（见第239页）	膈俞（见第240页）
足三里（见第233页）	华盖（见第220页）	

第七章 灸一灸大病去

哮喘

哮喘是由多种细胞参与的慢性气道炎症。在易感者中此种炎症可引起反复发作的喘息、气促、胸闷和咳嗽等症状。一年四季均可发病，尤其寒冷季节及气候急剧变化时发病较多。属中医的"喘证"、"哮证"、"痰饮"范畴。

支气管哮喘的发病是由刺激所激发，引起支气管平滑肌痉挛，黏膜充血、水肿，支气管管径缩小、广泛阻塞，导致呼吸困难。中医以为，本病是在体质素虚，肺脾肾功能失常，阳气易于逆乱，伏痰留饮的基础上，外感六淫、精神刺激、过度劳累等因素诱发。

● 对症施灸

● 冷哮

突然哮喘，遇寒诱发或加剧，喉中哮鸣，胸闷如窒，呼吸急促，不能平卧，咳痰清稀，背冷，口不渴或喜热饮，面色青灰或苍白，或兼恶寒发热等表证。

	灸法	选穴	灸治时间／次数	疗程	材料	主治
	艾炷直接灸	大椎、风门、肺俞、天突、膻中、尺泽、列缺、丰隆	3～5壮，隔日1次	5次	艾炷若干	冷哮
	艾炷隔姜灸	大椎、风门、肺俞、天突、膻中、尺泽、列缺、丰隆	5～7壮，每日或隔日1次，必要时1日2次	7日	艾炷若干、姜片若干	冷哮

● 虚喘

哮喘发作徐缓，持续不解，声低息微，动则喘剧，烦躁汗出，面色苍白。

	灸法	选穴	灸治时间／次数	疗程	材料	主治
	艾炷瘢痕灸	定喘、肺俞、天突、璇玑、膻中、气海、关元、太渊	3～9壮，10日1次	3次	艾炷若干	虚喘
	艾条温和灸	定喘、肺俞、天突、璇玑、膻中、气海、关元、太渊	5～10分钟，每日或隔日1次	5次	艾条若干	虚喘

艾灸疗法主穴与配穴

精确取穴

必灸主穴 ❶

大椎 后正中线上，第7颈椎棘突凹陷中。

肺俞

必灸主穴 ❷

定喘 位于后正中线上，第7颈椎棘突下定大椎穴，旁开0.5寸处。

必灸主穴 ❸

风门 在第2胸椎棘突下，旁开1.5寸处。

必灸主穴 ❹

膏肓 在背部，当第4胸椎棘突下，旁开3寸。

天突
璇玑
膻中
尺泽
气海
关元
列缺
太渊

丰隆

取穴技巧速查索引

健康贴士

（1）支气管哮喘患者的饮食宜清淡，少刺激，不宜过饱、过咸、过甜，忌生冷、酒、辛辣等刺激性食物。

（2）过敏性体质者宜少食异性蛋白类食物，一旦发现某种食物确实可诱发患者支气管哮喘发病，应避免进食，宜多食植物性大豆蛋白，如豆类及豆制品等。

054

055 心脏病

心脏病是心脏疾病的总称，包括风湿性心脏病、先天性心脏病、高血压性心脏病、冠心病、心肌炎等各种心脏病。这里重点介绍慢性肺源性心脏病和冠状动脉粥样硬化性心脏病。

绝大多数慢性肺源性心脏病是在慢性支气管炎、肺气肿基础上发生的。是由肺胸疾病或肺血管慢性病变逐渐引起肺动脉高压，进一步发展成右心肥大，导致肺心病，最后发生呼吸、循环衰竭。冠状动脉粥样硬化性心脏病的发病机制一般认为与年龄大、吸烟、肥胖及高血压、高脂血症、糖尿病、某些内分泌功能低下及遗传因素有密切关系。

● 对症施灸

● 慢性肺源性心脏病（肺心病）

缓解期表现为咳嗽咯痰，气短，动则尤甚，腰腿酸软，食少乏力或心悸。发作时，咳喘加重，甚则喘息不能平卧，痰多色黄黏稠。后期及心则心悸，水肿；痰迷心窍则神昏谵语，昏迷抽搐，大汗淋漓，吐血便血，肢冷脉微，甚至阴阳离决而死亡。

灸法	选穴	灸治时间／次数	疗程	材料	主治
艾炷隔姜灸	肺俞、脾俞、肾俞、天突、中府、膻中、气海、尺泽、内关、神门、足三里、丰隆	3～5壮，隔日1次	10次，休息7日。	艾炷若干，姜片若干	慢性肺源性心脏病
艾炷隔盐灸	神阙	3～7壮，每日1次	10次	艾炷若干，食盐若干	慢性肺源性心脏病

● 冠状动脉粥样硬化性心脏病（冠心病）

寒凝心脉、痰浊痹阻、气滞血瘀、心阳不振、心脾两虚、阳气暴脱。

灸法	选穴	灸治时间／次数	疗程	材料	主治
艾炷隔附子饼灸	关元、气海	7～9壮，每日或隔日1次	10次	艾炷若干，附子饼若干	冠状动脉粥样硬化性心脏病
艾条温和灸	心俞、膻中、巨阙、通里、间使、内关、足三里	15～20分钟，每日或隔日1次	10次	艾条若干	冠状动脉粥样硬化性心脏病

艾灸疗法主穴与配穴

精确取穴

天突
中府

必灸主穴 ❶
膻中 在胸部，正中线上，两乳头之间连线的中点。

必灸主穴 ❷
巨阙 上腹部，前正中线上，当脐中上6寸。

尺泽

气海

间使

必灸主穴 ❸
关元 在下腹部，前正中线上，肚脐往下 3/5 处。

必灸主穴 ❹
内关 在前臂掌侧，从近手腕的横纹的中央，往上大约3指宽的中央部位。

通里　神门

足三里

丰隆

必灸主穴 ❺
肺俞 第3胸椎棘突下旁开1.5寸。

必灸主穴 ❻
心俞 第5胸椎棘突下，旁开1.5寸处。

脾俞

肾俞

第七章　灸—灸大病去

055

121

脑出血

脑出血，又称脑溢血，它起病急骤、病情凶险、死亡率非常高，是急性脑血管病中最严重的一种，为目前中老年人致死性疾病之一。

脑出血是因血压突然升高，致使脑内微血管破裂而引起的出血。在出血灶周围，淤血能直接压迫脑组织，使其周围发生脑水肿，重则继发脑移位、脑疝等。脑出血典型表现：一侧的肢体突然麻木、无力或瘫痪，患者会在毫无防备的情况下跌倒，或手中的物品突然掉地。同时，患者口角歪斜、流口水、语言含糊不清或失语，有的还有头痛、呕吐、视觉模糊、意识障碍、大小便失禁等现象。

● 对症施灸

● 闭证脑出血

突然昏仆，不省人事，牙关紧闭，口噤不开，两手握固，肢体强痉，大便秘结。阳闭者呼吸迫促，鼻鼾气粗，喉中痰鸣，躁扰不宁，身热面赤，舌卷囊缩；阴闭者面白唇黯，静卧不烦，四肢不温，痰涎壅盛。

	灸法	选穴	灸治时间／次数	材料	主治
	艾炷直接灸	人中、内关、劳宫、足三里、丰隆、太冲	5～7壮，每日1次	艾炷若干	闭证脑出血
	艾炷隔巴豆糊灸	神阙	壮数不限，灸至苏醒为止	巴豆末适量，用醋调成糊状，纳满脐窝，上放姜片，上置艾炷	闭证脑出血

● 脱证脑出血

突然昏倒，不省人事，目赤口张，瞳孔散大或两侧不对称，鼻鼾气微，肢体瘫软，手撒肢冷，汗出，面色苍白。

	灸法	选穴	灸治时间／次数	材料	主治
	艾炷隔盐灸	神阙、关元	壮数不限，以苏醒为度	大艾炷若干，食盐若干	脱证脑出血
	艾炷隔姜灸	百会、肾俞、命门、神阙、气海、关元、足三里	持续4～8小时，每日1～2次	艾炷若干、姜片若干	脱证脑出血

艾灸疗法主穴与配穴

精确取穴

命门　　　肾俞

必灸主穴 ❹

内关 在前臂掌侧，从近手腕的横纹的中央，往上大约3指宽的中央部位。

必灸主穴 ❺

劳宫 在手掌心，即握拳屈指时，中指尖所在的部位。

必灸主穴 ❶

百会 位于头部，在头顶正中线与两耳尖端连线的交点处。

必灸主穴 ❷

人中 上唇沟的上1/3与下2/3交界处。

必灸主穴 ❸

神阙 在腹中部，肚脐中央。

气海

关元

足三里

丰隆

太冲

第七章　灸一灸大病去

056

123

057 中风

中风是中医学对急性脑血管疾病的统称。它是以猝然昏倒，不省人事，伴发口角歪斜、语言不利而出现半身不遂为主要症状的一类疾病。

高血压病、动脉粥样硬化是中风最常见的病因，血流动力学及血液黏稠度的改变为其病理基础。中医认为中风主要是患者平素气血亏虚，心肝肾三脏阴阳平衡失调，复因忧思恼怒、情志内伤，或嗜酒饱食、饮食不节，或外邪侵袭、房室劳倦等诱发。

● 对症施灸

● 半身不遂

突然一侧肢体不能自主活动，半身麻木，重则感觉丧失，或肢体强痉，屈伸不利，或瘫软无力，口歪眼斜，伸舌偏歪。

灸法	选穴	灸治时间／次数	疗程	材料	主治
艾炷直接灸	上肢瘫痪取肩髃、曲池、外关、阳池、后溪、合谷；下肢瘫痪取环跳、髀关、伏兔、阴市、阳陵泉、足三里、解溪、昆仑	5～7壮，每日1次	5次，休息3日	艾炷若干	半身不遂
艾条温和灸		15～20分钟，每日1次	10次	艾条若干	半身不遂

● 预防中风灸法

灸法	选穴	灸治时间／次数	材料	主治
艾炷瘢痕灸	百会、气海、关元、中脘、三阳络、尺泽、足三里、涌泉	5～7壮，每日1～2次	艾炷若干	中风
艾炷隔盐灸	神阙	5～7壮，每日或隔日1次	艾炷若干，食盐若干	中风

艾灸疗法主穴与配穴

精确取穴

必灸主穴 ❶

肩　在肩端关节之间有两个凹陷，其中前方的小凹陷。

必灸主穴 ❷

中脘 在上腹部，前正中线，距脐中上 4 寸处。

尺泽
神阙
气海
关元

髀关

必灸主穴 ❸

伏兔 在大腿前面，膝髌骨外上缘直上 6 寸处。

阴市

风市

必灸主穴 ❹

阳陵泉在膝盖斜下方，小腿外侧的腓骨小头稍前的凹陷中。

必灸主穴 ❺

足三里位于小腿前外侧，当犊鼻穴下 3 寸，距胫骨一横指（中指）处。

解溪
昆仑

涌泉

必灸主穴 ❻

曲池屈肘成直角，在肘弯横纹尽头筋骨间凹陷处。

必灸主穴 ❼

外关在手背腕纹上 2 寸，尺桡骨之间，阳池与肘尖的连线上。

三阳络
环跳
后溪

阳池
合谷

057

058 慢性胃炎

慢性胃炎系指不同病因引起的各种慢性胃黏膜炎性病变。通常是指慢性浅表性胃炎和萎缩性胃炎。

饮酒、吸烟、饮食不节、情志不和、各种慢性疾病、可致胃黏膜损伤的药物及胆汁反流等可能是引起慢性胃炎的内在因素或诱因。中医认为，饮食不节和脾胃虚弱是慢性胃炎的主要原因，而神志失和、劳逸失度、外邪侵袭则是发病的重要因素或诱因，主要病机是脾胃虚弱。

● 对症施灸

● 慢性浅表性胃炎

消化不良，进食后上腹部不适，隐隐作痛，可伴嗳气，恶心，泛酸，偶有呕吐。

	灸法	选穴	灸治时间／次数	疗程	材料	主治
	艾炷隔姜灸	脾俞、胃俞、中脘、章门、气海、足三里	5～7壮，每日或隔日1次	10次，休息5日	艾炷若干、姜片若干	慢性浅表性胃炎
	艾条温和灸	脾俞、胃俞、中脘、章门、气海、足三里	10～15分钟，每日1次	10次，休息5日	艾条若干	慢性浅表性胃炎

● 萎缩性胃炎

胃脘部胀满、疼痛、胃脘部灼热或嘈杂不适，部分有泛酸现象，大便秘结、疲乏无力、精神萎靡，贫血。

	灸法	选穴	灸治时间／次数	疗程	材料	主治
	艾炷隔姜灸	脾俞、胃俞、中脘、章门、气海、足三里	5～7壮，每日或隔日1次	10次，休息5日	艾炷若干、姜片若干	萎缩性胃炎
	艾条温和灸	脾俞、胃俞、中脘、章门、气海、足三里	10～15分钟，每日1次	10次，休息5日	艾条若干	萎缩性胃炎

艾灸疗法主穴与配穴

精确取穴

必灸主穴❶
中脘 在上腹部，前正中线，距脐中上4寸处。

章门

气海

必灸主穴❷
脾俞 在第11胸椎棘突下，脊中旁开1.5寸处。

必灸主穴❸
足三里 位于小腿前外侧，当犊鼻穴下3寸，距胫骨一横指（中指）处。

必灸主穴❹
胃俞 在背部，第12胸椎棘突下，旁开1.5寸。

健康贴士

（1）进食时要细嚼慢咽可以减少粗糙食物对胃黏膜的刺激。

（2）饮食应有节律，切忌暴饮暴食及食无定时。

（3）少食肥、甘、厚、腻、辛辣等食物，少饮酒及浓茶。

第七章　灸一灸大病去

胃痛是指上腹胃脘部（脐上剑突下）经常反复发作疼痛为特征的病症。古称"心痛"、"胃心痛"、"心腹痛"。

西医的急性胃炎、慢性胃炎、消化性溃疡、胃神经官能症、食管裂孔疝、胃黏膜脱垂、胰腺炎等疾病，常出现胃痛症状。中医认为胃痛的发生多因禀赋不足，素体脾胃虚弱，复因外感寒邪，内伤于胃；饮食不节，饥饱失度或暴饮暴食，损伤脾胃；忧思郁怒，情志不畅，肝郁气滞，横逆犯胃；劳倦伤脾，久病延及脾胃，以及用药不当伐伤脾胃等，导致脾胃的受纳传化功能受到损害，气血运行受阻，遂发胃痛。

● 对症施灸

● 寒凝胃痛

胃痛突然发作，疼痛较剧，畏寒喜热，得热痛减，得寒痛甚，泛吐清水，口不渴喜热饮。

灸法	选穴	灸治时间／次数	疗程	材料	主治
艾炷灸	中脘、梁门、内关、足三里、公孙	7～9壮，每日1次	3次	艾炷若干	寒凝胃痛
艾炷隔姜灸	中脘、梁门、内关、足三里、公孙	5～7壮，每日1次	3次	艾炷若干、姜片若干	寒凝胃痛

● 脾胃虚寒

胃脘隐隐作痛，绵绵不休，喜暖喜按，得食痛减，泛吐清水，纳少倦怠，腹胀便溏，手足欠温，脾俞、胃俞多有压痛。

灸法	选穴	灸治时间／次数	疗程	材料	主治
艾炷瘢痕灸	脾俞、胃俞、中脘、足三里	3～5壮，每月1次	3次	艾炷若干	脾胃虚寒
艾炷隔盐灸	神阙	1～5壮，每日或隔日1次	10次，休息5日	艾炷若干	脾胃虚寒

艾灸疗法主穴与配穴

精确取穴

中脘

必灸主穴❶

脾俞 在第 11 胸椎棘突下，脊中旁开 1.5 寸处。

必灸主穴❷

胃俞 在背部，第 12 胸椎棘突下，旁开 1.5 寸。

必灸主穴❸

神阙 在腹中部，肚脐中央。

梁门

必灸主穴❺

足三里 位于小腿前外侧，当犊鼻穴下 3 寸，距胫骨一横指（中指）处。

公孙

必灸主穴❹

内关 前臂掌侧，从近手腕横纹的中央，往上大约 3 指宽的中央部位。

取穴技巧速查索引

中脘（见第 224 页）　公孙（见第 234 页）
足三里（见第 233 页）　脾俞（见第 240 页）
梁门（见第 220 页）　胃俞（见第 240 页）
内关（见第 236 页）　神阙（见第 224 页）

健康贴士

（1）胃痛要禁烟、酒、咖啡、茶、生冷、辛辣食物，少吃淀粉类的食物，如土豆、芋头、粉丝、粉条、红薯等，不要吃苏打饼干等。

（2）少食多餐，定时进餐，不要吃过于坚硬和难消化的食物。

第七章 灸一灸大病去

059

黄疸

黄疸又称黄胆，俗称黄病，是一种由于血清中胆红素升高致使皮肤、黏膜和巩膜发黄的症状和体征。历代对黄疸的命名和分类极为繁杂，现在临床大多分为阳黄、阴黄两类。

黄疸是由于血液中胆红素浓度增高所致巩膜、黏膜、皮肤及某些体液的黄染，正常血清总胆红素为 1.7 ～ 17μmol/L ；当血清总胆红素浓度 >34umol/L 时，临床上即可出现黄疸，如果浓度在 17 ～ 34μmol/L 时，则为隐性黄疸。

● 对症施灸

● 阳黄

面目皮肤发黄，色鲜明如橘子，伴发热口渴、胸闷呕恶、胁痛、脘腹胀满、饮食减退、小便黄赤、大便秘结。若热毒化火内陷营血、心包，可出现高热神昏，发斑出血等。

	灸法	选穴	灸治时间／次数	疗程	材料	主治
	艾炷灸	肝俞、胆俞、至阳、阳陵泉、阴陵泉、太冲	3 ～ 5 壮，每日 1 ～ 2 次	10 次	艾炷若干	阳黄
	栀子敷灸	神阙	每日 1 次	10 次	栀子 1 5 克，面粉 3 克，用鸡蛋清调作饼	阳黄

● 阴黄

面目皮肤发黄，色晦暗如烟熏，脘痞胀满，食欲减退，口淡不渴，神疲乏力，精神困顿，大便溏薄。

	灸法	选穴	灸治时间／次数	疗程	材料	主治
	艾炷灸	脾俞、胆俞、至阳、中脘、关元、足三里、三阴交	3 ～ 5 壮，每日 1 ～ 2 次	10 次	艾炷若干	阴黄
	艾条温和灸	脾俞、胆俞、至阳、中脘、关元、足三里、三阴交	10 ～ 15 分钟，每日 1 次	10 次	艾条若干	阴黄

艾灸疗法主穴与配穴

精确取穴

必灸主穴 ❶
至阳 第7胸椎棘突下凹陷中。

必灸主穴 ❷
肝俞 在背部，当第9胸椎棘突下，旁开1.5寸。

必灸主穴 ❸
胆俞 背部，当第10胸椎棘突下，左右2指宽处。

必灸主穴 ❹
足三里 位于小腿前外侧，当犊鼻穴下3寸，距胫骨一横指（中指）处。

必灸主穴 ❺
阳陵泉 在膝盖斜下方，小腿外侧的腓骨小头稍前的凹陷中。

中脘
神阙
关元
脾俞
阴陵泉
三阴交
太冲

060

131

061 肝硬化

肝硬化是一种以肝脏损害为主要表现的慢性全身性疾病。中医上可归于"胁痛"、"单腹胀"、"鼓胀"、"积聚"范畴。

肝硬化病理是：肝细胞的变性和坏死，继之以弥漫的纤维化，肝实质细胞形成再生结节，肝小叶结构改建，由纤维间隔分成若干假小叶。肝组织内纤维组织增生，肝质地变硬，故称肝硬化。早期多无明显症状，晚期可出现门脉高压症、肝功能衰竭以及多系统受累的表现。

● 对症施灸

● 肝硬化初期

胸闷胁痛，脘腹胀满，腹部膨隆，叩之如鼓，纳呆神疲，大便不畅或便秘，小便黄赤。

	灸法	选穴	灸治时间／次数	疗程	材料	主治
	艾炷灸	肝俞、脾俞、大肠俞、中脘、气海、足三里、太冲	5～7壮，每日1次	10次，休息5日	艾炷若干	肝硬化初期

● 肝硬化中期

胁痛渐重，肿块增大变硬，腹部鼓膨如蛙，下肢水肿，脘腹膜胀，面色晦暗或黧黑，神疲怯寒或寒热时作，肌肤甲错，皮肤出现红点或有血管痣，大便溏薄，小便不利，妇女闭经。

	灸法	选穴	灸治时间／次数	疗程	材料	主治
	艾炷灸	脾俞、肾俞、水道、阴陵泉、复溜	5～7壮，每日1次	10次，休息5日	艾炷若干	肝硬化中期
	艾条温和灸	命门、关元、上髎、次髎	20～30分钟，每日1～2次	10次	艾条若干	肝硬化中期

● 肝硬化晚期

腹胀如鼓，肿块坚硬，痛如针刺，脐周青筋暴露，脐突阴肿，四肢瘦削，甚则潮热黄疸，呕血便血，神昏谵语，肝昏迷。

	灸法	选穴	灸治时间／次数	疗程	材料	主治
	艾炷隔姜灸	至阳、肝俞、脾俞、期门、章门、石门、痞根、三阴交	5～9壮，每日1次	10次	艾炷若干、姜片若干	肝硬化晚期

艾灸疗法主穴与配穴

精确取穴

至阳

必灸主穴 ❶
肝俞在背部，当第9胸椎棘突下，旁开1.5寸。

痞根

必灸主穴 ❷
脾俞在第11胸椎棘突下，脊中旁开1.5寸处。

命门

必灸主穴 ❸
肾俞在第2腰椎棘突下，命门旁开1.5寸处。

大肠俞

上髎

次髎

必灸主穴 ❺
中脘在上腹部，前正中线上，距脐中上4寸处。

必灸主穴 ❹
期门在人体的胸部，乳头直下，与巨阙穴齐平。

章门

气海

石门

水道

必灸主穴 ❻
关元在人体的下腹部，前正中线上，肚脐往下3/5处。

阴陵泉

足三里

必灸主穴 ❼
三阴交在人体小腿内侧，足内踝上缘3指宽，踝尖正上方胫骨边缘凹陷中。

太冲

复溜

第七章 灸一灸大病去

061

高血压

高血压病是以动脉血压增高，特别是以舒张压持续升高为特点的全身性慢性血管疾病。

凡收缩压等于或高于 160mmHg，或舒张压等于或高于 95mmHg 即可诊断为高血压。中医认为高血压多因情志抑郁，精神过度紧张，或饮酒过度，嗜食肥甘厚味等使肝阳偏亢、痰涎壅盛，或肾虚阳亢所致。

● 对症施灸

● 肝阳上亢

伴见眩晕目胀、烦躁易怒、面红耳赤、口干、尿赤便秘。

	灸法	选穴	灸治时间／次数	疗程	材料	主治
	艾条温和灸	太冲、足三里、风池、涌泉、绝骨、曲池、肝俞	15～20分钟，每日或隔日1次	7次，休息3～5天	艾条若干	肝阳上亢
	艾炷灸	太冲、足三里、风池、涌泉、绝骨、曲池、肝俞	3～5壮，隔日1次	3次	艾炷若干	肝阳上亢

● 痰湿壅盛

眩晕头重、胸闷纳少、体胖痰多、肢体麻重。

	灸法	选穴	灸治时间／次数	疗程	材料	主治
	艾条温和灸	太冲、足三里、风池、涌泉、绝骨、丰隆、阴陵泉	15～20分钟，每日或隔日1次	7次，休息3～5天	艾条若干	痰湿壅盛

● 肾虚阳亢

眩晕耳鸣、心烦失眠、腰膝酸软、遗精。

	灸法	选穴	灸治时间／次数	疗程	材料	主治
	艾条温和灸	太冲、足三里、风池、涌泉、绝骨、太溪	15～20分钟，每日或隔日1次，	7次，休息3～5天	艾条若干	肾虚阳亢
	艾炷灸	太冲、足三里、风池、涌泉、绝骨、太溪	3～5壮，隔日1次	3次	艾炷若干	肾虚阳亢

艾灸疗法主穴与配穴

精确取穴

必灸主穴❶

风池 位于人体的后颈部，后头骨下，两条大筋外缘陷窝中。

肝俞

必灸主穴❷

曲池 屈肘成直角，在肘横纹外侧端与肱骨外上髁连线中点。

阴陵泉

太溪

必灸主穴❸

足三里 位于小腿前外侧，当犊鼻穴下3寸，距胫骨前后一横指（中指）处。

丰隆

必灸主穴❹

太冲 位于人体足背侧，当第1跖骨间隙的后方凹陷处。

必灸主穴❺

绝骨 在小腿外侧，当外踝尖上4寸，腓骨前缘稍前方。

必灸主穴❻

涌泉 在足底第2、3趾的趾缝纹头端和足跟连线的前1/3处。

第八章

灸一灸更『性』福

妇科疾病和男科疾病是日常生活中不可避免的疾病，一旦患上此类病症，夫妻性生活便将受到影响，进而影响夫妻感情。针对这一问题本章介绍了遗精、阳痿、男性不育、前列腺炎、月经不调、痛经、闭经、带下病、产后乳汁不足、子宫脱垂、外阴瘙痒症、女性不孕症、习惯性流产、性冷淡、子宫肌瘤、更年期综合征这些常见的妇科疾病和男科疾病。根据本章介绍的方法施灸，不管「她」还是「他」都能轻松摆脱难言之隐。

本章看点 ▼

- 遗精 必灸主穴：三阴交、肾俞、关元、中极
- 阳痿 必灸主穴：命门、肾俞、膀胱俞、关元、中极、三阴交
- 男性不育 必灸主穴：关元、肾俞、命门、足三里、三阴交
- 前列腺炎 必灸主穴：阴陵泉、肾俞、中极、三阴交
- 月经不调 必灸主穴：关元、血海、三阴交、气海、足三里
- 痛经 必灸主穴：关元、中极、子宫、次髎、三阴交、地机
- 闭经 必灸主穴：中极、血海、三阴交、关元、足三里
- 带下病 必灸主穴：带脉、中极、脾俞、肾俞、白环俞、阴陵泉、三阴交
- 产后乳汁不足 必灸主穴：膻中、乳根、少泽、足三里
- 子宫脱垂 必灸主穴：气海、足三里、百会、子宫
- 外阴瘙痒症 必灸主穴：中极、阴廉、气海俞、大肠俞、会阴、三阴交
- 女性不孕症 必灸主穴：关元、中极、子宫、归来、三阴交、丰隆
- 习惯性流产 必灸主穴：气海、关元、中极、肾俞、足三里
- 性冷淡 必灸主穴：大巨、膻中、乳根、气海、次髎、足三里
- 子宫肌瘤 必灸主穴：气海、关元、子宫、血海
- 更年期综合征 必灸主穴：中极、足三里、子宫、肾俞

遗精是指不因性交而精液自行泄出，有生理性与病理性的不同。中医将精液自遗现象称遗精或失精。

遗精是男子性功能障碍的表现，大多数属非器质性改变，是由大脑皮质功能或脊髓的性功能中枢紊乱所致；因生殖器官、神经系统或其他器质性改变所致者甚少。

● 对症施灸

● 遗精

夜不安寐，阴茎易举，梦扰遗精频作，伴头晕耳鸣，腰酸神疲，体倦无力，尿黄赤。

	灸法	选穴	灸治时间／次数	疗程	材料	主治
	艾炷隔姜灸	肾俞、次髎、关元、大赫	5～10壮，每日或隔日1次	10次	艾炷若干，姜片若干	遗精
	艾条温和灸	心俞、肾俞、次髎、关元、大赫、内关、神门、阴陵泉、三阴交、太溪、然谷	10～20分钟，每日1次	10次	艾条若干	遗精

● 滑精

无梦而遗，遗精频作，甚则不分昼夜，阳动则有精液滑出，腰酸肢冷，头晕脑涨，神疲乏力，面色苍白，或兼阳痿，自汗气短。

	灸法	选穴	灸治时间／次数	疗程	材料	主治
	艾炷灸	关元	20～30壮，5日1次	3次	艾炷若干	滑精
	艾炷隔姜灸	肾俞、命门、气海，关元、大赫、中极、足三里、太溪、三阴交	3～5壮，每日1次	3次	艾炷若干，姜片若干	滑精

● 预防遗精

	灸法	选穴	灸治时间／次数	疗程	材料	主治
	艾条温和灸	关元、足三里、三阴交	10～20分钟，每日1次	不限	艾条若干	预防遗精

艾灸疗法主穴与配穴

精确取穴

心俞

命门

次髎

必灸主穴 ❶

肾俞 在第2腰椎棘突下，命门旁开1.5寸处。

必灸主穴 ❸

关元 在下腹部，前正中线上，从肚脐往下3/5处。

必灸主穴 ❹

中极 在下腹部，前正中线上，当脐中下4寸处。

气海

大赫

内关

神门

取穴技巧速查索引

阴陵泉

足三里

必灸主穴 ❷

三阴交 在小腿内侧，足内踝上缘3指宽，踝尖正上方胫骨边缘凹陷处。

太溪

然谷

063

139

阳痿

阳痿是指成年男子到性功能衰退年龄出现性交时阴茎不能勃起或勃起不坚的病证。中医称"阳痿"。

引起阳痿的原因很多，一是精神方面的因素，如夫妻间感情冷漠，或因某些原因产生紧张心情，可导致阳痿。如果性交次数过多，使勃起中枢经常处于紧张状态，久而久之，也可出现阳痿。二是生理方面的原因，如阴茎勃起中枢发生异常。

● 对症施灸

● 命门火衰

临房阴茎萎软不举或举而不坚，精液清冷或射精障碍，伴头晕目眩，腰酸耳鸣，畏寒肢冷，面色、眼圈黯黑，精神委靡不振。

	灸法	选穴	灸治时间／次数	疗程	材料	主治
	艾炷灸	关元、中极	3 壮，每周 1 次	3 次，休息 7 日	艾炷若干	命门火衰
	艾条温和灸	心俞、肾俞、命门、腰阳关、神阙、关元、中极、三阴交、太溪	15 ～ 20 分钟，每日或隔日 1 次	10 次	艾条若干	命门火衰

● 心脾受损

阳事不举，夜寐多梦不安，心烦神疲，饮食不香，面色无华。

	灸法	选穴	灸治时间／次数	疗程	材料	主治
	艾炷隔姜灸	心俞、脾俞、肾俞、气海、关元、内关、足三里	5 ～ 10 壮，隔日 1 次	10 次	艾条若干，姜片若干	心脾受损
	艾条温和灸	心俞、脾俞、肾俞、气海、关元、内关、足三里	10 ～ 30 分钟，每日 1 次	10 次	艾条若干	心脾受损

● 湿热下注

阴茎萎软，阴囊潮湿，腰膝无力，小便黄赤臊臭。

	灸法	选穴	灸治时间／次数	疗程	材料	主治
	艾条温和灸	膀胱俞、关元、曲泉、阴陵泉、三阴交、然谷	10 ～ 15 分钟，每日 1 次	10 次	艾条若干	湿热下注

艾灸疗法主穴与配穴

精确取穴

心俞

脾俞

必灸主穴❶

命门 当后正中线上，第2腰椎棘突下凹陷处。

腰阳关

必灸主穴❷

肾俞 在第2腰椎棘突下，命门旁开1.5寸处。

必灸主穴❸

膀胱俞 在骶部，当骶正中嵴旁1.5寸，平第2骶后孔。

神阙

气海

必灸主穴❹

关元 在下腹部，前正中线上，从肚脐往下3/5处。

内关

必灸主穴❺

中极 在下腹部，前正中线上，当脐中下4寸处。

曲泉

阴陵泉

足三里

必灸主穴❻

三阴交 在小腿内侧，足内踝上缘3指宽，踝尖正上方胫骨边缘凹陷处。

太溪

然谷

取穴技巧速查索引

心俞（见第240页）	气海（见第224页）
肾俞（见第240页）	内关（见第236页）
命门（见第226页）	足三里（见第233页）
腰阳关（见第239页）	膀胱俞（见第240页）
神阙（见第224页）	曲泉（见第238页）
关元（见第223页）	阴陵泉（见第234页）
中极（见第223页）	三阴交（见第234页）
太溪（见第236页）	然谷（见第228页）
脾俞（见第240页）	

064

065 男性不育

凡婚后夫妻同居 2 年以上，有正常性生活，未采取避孕措施，女方生育功能正常，因男方原因未能使女方怀孕者，称男性不育症。中医称"无嗣"。

影响男性生育能力的因素主要有生殖细胞成熟障碍、内分泌功能紊乱、精子抗体形成、精索静脉曲张、输送精子管道阻塞和外生殖器畸形等。大多数是精子生成障碍，精子数量不足，质量差，活动力低并出现畸形等引起。

● 对症施灸

● 肾气不足

性欲低下或伴阳痿，性交时射精量少或无精射出，精液清冷，头晕目眩，腰膝酸软，困倦乏力，身寒肢冷，面色苍白，小便清长。

	灸法	选穴	灸治时间／次数	疗程	材料	主治
	艾炷灸	肾俞、命门、次髎、气海、关元、中极、会阴、足三里、三阴交、复溜、太溪	3～5 壮，每日 1 次	30 次	艾炷若干	肾气不足
	艾条灸	肾俞、命门、次髎、气海、关元、中极、会阴、足三里、三阴交、复溜、太溪	10～30 分钟，每日 1～2 次	30 次	艾条若干	肾气不足

● 肾精亏乏

性交时射精量少或无精，伴头晕耳鸣，夜寐欠佳，烦热盗汗，形瘦神疲。

	灸法	选穴	灸治时间／次数	疗程	材料	主治
	艾炷隔姜灸	肾俞、气海、关元、中极	3～5 壮，每日 1～2 次	30 次	艾炷若干 姜片若干	肾精亏乏
	艾条温和灸	肾俞、气海、关元、中极	10～30 分钟，每日 1～2 次	30 次	艾条若干	肾精亏乏

艾灸疗法主穴与配穴

精确取穴

气海

中极

必灸主穴 ❶
关元 在下腹部，前正中线上，从肚脐往下3/5处。

必灸主穴 ❷
命门 当后正中线上，第2腰椎棘突下凹陷处。

必灸主穴 ❸
肾俞 在第2腰椎棘突下，命门旁开1.5寸处。

次髎

会阴

必灸主穴 ❹
足三里 位于小腿前外侧，当犊鼻穴下3寸，距胫骨前后一横指（中指）处。

必灸主穴 ❺
三阴交 在小腿内侧，足内踝上缘3指宽，踝尖正上方胫骨边缘凹陷处。

复溜

太溪

065

前列腺炎

前列腺炎是指前列腺特异性和非特异感染所致的急慢性炎症引起的全身或局部症状。属于中医学的"尿浊"、"膏淋"范畴。

感染性的前列腺炎常常由于尿道炎、精囊炎、附睾炎引起，也可由于其他部位的感染灶经血行至前列腺引起。最常见的原因是细菌从尿路直接蔓延至前列腺所致。除细菌外，病毒、滴虫、真菌、支原体等均会引起前列腺炎。非感染性前列腺炎常常由于饮酒、性交过度、长期骑车、手淫等引起前列腺的充血。

● 对症施灸

● 湿热下注

尿频、尿急、尿热、尿痛、尿后滴血，尿白浊如米泔。

灸法	选穴	灸治时间／次数	材料	主治
艾炷直接灸	阴陵泉、三阴交、气海、中极、曲泉、太冲	3～5壮，隔日1次	艾炷若干	湿热下注
艾条温和灸	阴陵泉、三阴交、气海、中极、曲泉、太冲	10～30分钟，每日1～2次	艾条若干	湿热下注

● 肾虚

尿浊，烦热，舌红脉细，部分患者可伴见遗精、腰冷、神疲。

灸法	选穴	灸治时间／次数	材料	主治
艾条温和灸	阴陵泉、三阴交、气海、中极、太溪、膀胱俞、肾俞、足三里	10～30分钟，每日1～2次	艾条若干	肾虚
艾炷直接灸	阴陵泉、三阴交、气海、中极、太溪、膀胱俞、肾俞、足三里	3～5壮，隔日1次	艾炷若干	肾虚

艾灸疗法主穴与配穴

精确取穴

气海

必灸主穴 ❶

中极 在下腹部，前正中线上，当脐中下4寸处。

膀胱俞

必灸主穴 ❷

肾俞 在第2腰椎棘突下，命门旁开1.5寸处。

曲泉

必灸主穴 ❸

阴陵泉 在小腿内侧，膝下胫骨内侧凹陷处。

足三里

必灸主穴 ❹

三阴交 在小腿内侧，足内踝上缘3指宽，踝尖正上方胫骨边缘凹陷处。

太溪

太冲

第八章 灸一灸更『性』福

067 月经不调

月经不调泛指月经的周期、经量、经色和经质发生异常的病症，是妇科最常见的疾病。

妇女以血为本，血充气顺，则月经通调。凡情志不畅、久病体虚、经产期感受风寒湿等外邪、房事不节、产育过多等，均可使脏腑功能失调和冲、任二脉损伤，引起气血失和，导致月经不调。

● 对症施灸

● 寒伤冲脉

经行后期，量少色暗淡，质稀薄，小腹冷痛，喜温喜按，形寒肢冷，便溏溲清。

	灸法	选穴	灸治时间／次数	材料	主治
	艾炷灸	气海、血海、三阴交、天枢、归来、命门、关元	3～5壮，每日1次	艾炷若干	寒伤冲脉

● 血热先期

经行先期。实热者经量多，色鲜红或深红，质黏稠，伴烦热面赤，口干渴，尿黄；虚热者经量少色红，质稀薄，腰酸腿软，颧红潮热，手足心热，常见于青春期女性。

	灸法	选穴	灸治时间／次数	材料	主治
	艾炷隔姜灸	关元、血海、三阴交、行间、太冲、复溜、太溪、然谷	每穴5～10壮，每日1次	艾炷若干，姜片若干	血热先期

● 气虚先期

经行先期，量多色淡，质稀薄，小腹空坠或腰部发胀，神疲乏力，气短懒言，便溏，面色萎黄。

	灸法	选穴	灸治时间／次数	疗程	材料	主治
	艾炷灸	脾俞、气海、关元、足三里	5～10壮，每日1次	于两次月经中间开始施灸，每日1次	艾炷若干	气虚先期

艾灸疗法主穴与配穴

精确取穴

必灸主穴 ❷
关元 在下腹部，前正中线上，从肚脐往下3/5处。

天枢

必灸主穴 ❶
气海 下腹部，前正中线上，脐中下1.5寸。

归来

必灸主穴 ❸
血海 在大腿内侧，髌底内侧端上2寸处。

必灸主穴 ❺
三阴交 在小腿内侧，足内踝上缘3指宽，踝尖正上方胫骨边缘凹陷处。

必灸主穴 ❹
足三里 位于小腿前外侧，当犊鼻穴下3寸，距胫骨前后一横指（中指）处。

复溜
太溪

太冲
行间

然谷

脾俞
命门

取穴技巧速查索引

气海（见第224页）	太冲（见第238页）
血海（见第234页）	复溜（见第236页）
三阴交（见第234页）	太溪（见第236页）
天枢（见第222页）	然谷（见第228页）
归来（见第222页）	脾俞（见第240页）
命门（见第226页）	足三里（见第233页）
关元（见第223页）	
行间（见第228页）	

第八章 灸一灸更「性」福

067

147

068 痛经

妇女在行经期间或经期前后发生周期性下腹部疼痛、腰骶酸痛等症状，以致影响工作和日常生活者称痛经。

子宫内膜和前列腺素含量的增高，是引起痛经的一个决定性因素，在孕激素作用下的分泌期子宫内膜合成并释放更多前列腺素，作用于子宫肌内血管，引起痉挛性收缩而疼痛；继发性痛经是生殖器官器质性病变引起，与盆腔疾病有关。

● 对症施灸

● 气滞血瘀

经前或经期小腹胀痛，经行不畅，量少，色紫暗夹有血块，经畅或瘀块排出后疼痛减轻，伴胸胁、乳房胀痛，面色晦暗。

灸法	选穴	灸治时间／次数	材料	主治
艾炷灸	气海、中极、血海、三阴交、行间	两次月经中间，灸3～5壮，每日1次，连灸5～7日	艾炷若干	气滞血瘀肾气不足
艾条温和灸	气海、中极、血海、三阴交、行间	两次月经中间，灸10～15分钟	艾条若干	气滞血瘀

● 寒湿凝滞

经前或经期小腹冷痛或绞痛，甚则痛连腰骶，得热痛减，按之痛甚，经血量少，色暗质稀或如黑豆汁或夹有小血块，面色青白，四肢不温。

灸法	选穴	灸治时间／次数	材料	主治
艾条温和灸	次髎、中极、水道、子宫、地机	10～15分钟，以痛解为度	艾条若干	寒湿凝滞

● 气血虚弱

经期或经后小腹或腰骶部绵绵作痛或经净后疼痛反重，数日后才停止，按之痛减，经量少，色淡质稀，可伴头晕目眩，心慌气短，精神不振，纳少便溏，身倦无力，面色萎黄或苍白。

灸法	选穴	灸治时间／次数	材料	主治
艾条温和灸	肝俞、脾俞、肾俞、关元、命门、次髎、水道、子宫、血海、足三里、三阴交	10～20分钟，每日1～2次	艾条若干	气血虚弱

艾灸疗法主穴与配穴

精确取穴

神阙

水道

气海

必灸主穴❶
关元 在下腹部，前
正中线上，从肚脐往
下 3/5 处。

必灸主穴❷
中极 在下腹部，前
正中线上，当脐中下
4 寸处。

必灸主穴❸
子宫 在下腹部，当
脐中下 4 寸，中极旁
开 3 寸。

肝俞

脾俞

命门

肾俞

必灸主穴❹
次髎 在骶部，当髂
后上棘内下方，适对
第 2 骶后孔处。

血海

必灸主穴❺
地机 内踝尖与阴陵
泉连线上，阴陵泉
穴下 3 寸。

足三里

必灸主穴❻
三阴交 在小腿内侧，
足内踝上缘 3 指宽，
踝尖正上方胫骨边缘
凹陷处。

行间

第八章 灸一灸更『性』福

069 闭经

发育正常女子一般 12 ～ 14 岁月经来潮，凡年逾 16 周岁，月经尚未来潮或以往已有过月经，现又非生理性中断 6 个月以上者称为闭经。

闭经与全身疾病，内分泌失调，神经精神诸因素有关，如严重贫血、结核病、肾脏病、心脏病、营养不良，及下丘脑 - 垂体发育异常或功能不全，肾上腺皮质、甲状腺等内分泌功能失调和子宫内膜的病理改变皆可引起闭经。

● 对症施灸

● 血虚闭经

年逾 16 周岁尚未行经或月经稀少渐至闭经，体质虚弱，面色萎黄或苍白，腰膝酸软，头晕耳鸣，心悸气短，神疲乏力，食少便溏，或五心烦热，潮热盗汗。

	灸法	选穴	灸治时间／次数	疗程	材料	主治
	艾炷灸	膈俞、肝俞、脾俞、肾俞、气海、关元、归来、足三里、三阴交	3 ～ 5 壮，隔日 1 次	15 次	艾炷若干	血虚闭经
	艾炷隔姜灸	膈俞、肝俞、脾俞、肾俞、气海、关元、归来、足三里、三阴交	3 ～ 5 壮，每日或隔日 1 次	15 次	艾炷若干，姜片若干	血虚闭经
	艾条温和灸	膈俞、肝俞、脾俞、肾俞、气海、关元、归来、足三里、三阴交	10 ～ 15 分钟，每日 1 次	15 次	艾条若干	血虚闭经

● 血瘀闭经

既往行经正常，突然闭经，烦躁易怒，胸胁胀满，小腹胀痛拒按；或形体肥胖，胸闷泛恶，神疲乏力，白带多。

	灸法	选穴	灸治时间／次数	材料	主治
	艾炷隔姜灸	中极、合谷、血海、丰隆、三阴交、地机、太冲	3 ～ 5 壮，每日 1 次	艾炷若干，姜片若干	血瘀闭经
	益母草蚕沙熨灸	熨灸小腹	30 分钟，每日 2 次	益母草（切碎）120克，蚕沙 100 克，共炒烫布包	血瘀闭经

艾灸疗法主穴与配穴

精确取穴

气海

必灸主穴 ❷
中极 在下腹部，前
正中线上，当脐中下
4 寸处。

必灸主穴 ❶
关元 在下腹部，前
正中线上，从肚脐往
下 3/5 处。

归来

必灸主穴 ❸
血海 在大腿内侧，
髌底内侧端上 2 寸处。

地机

必灸主穴 ❹
足三里 位于小腿
前外侧，当犊鼻穴下
3 寸，距胫骨前后一
横指（中指）处。

必灸主穴 ❺
三阴交 在小腿内侧，
足内踝上缘 3 指宽，
踝尖正上方胫骨边缘
凹陷处。

太冲

丰隆

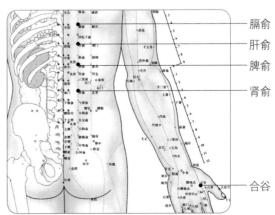

膈俞

肝俞

脾俞

肾俞

合谷

第八章　灸一灸更『性』福

069

151

070 产后乳汁不足

产后乳汁不足是指产后及哺乳期乳汁分泌少，不能满足婴儿需要，甚至无乳汁分泌。中医称"产后缺乳"、"乳少"。

中医认为，多因产妇体质素弱，产后气血耗损，或脾胃失于健运，生化乏源，不能化生乳汁；或因情志不疏，肝失疏泄，气机不畅，以致经脉阻滞，乳汁分泌障碍。

● 对症施灸

● 气血虚弱

产后乳汁极少，甚至全无，乳汁清稀，乳房虚软，无胀痛感，纳呆食少，神疲气短，面色少华。

	灸法	选穴	灸治时间／次数	材料	主治
	艾炷灸	脾俞、膻中、乳根、少泽、足三里	3～5壮，每日1次	艾炷若干	气血虚弱
	艾条温和灸	脾俞、少泽	10～15分钟，每日1次	艾炷若干	气血虚弱
	温盒灸	膻中、乳根	10～20分钟，每日1次	艾绒若干	气血虚弱

● 肝郁气滞

产后乳少，或因恼怒使乳汁顿无，胸胁胀满，乳房胀痛，按之饱满，烦躁易怒。

	灸法	选穴	灸治时间／次数	材料	主治
	艾炷隔姜灸	大陵、太冲	3～5壮，每日1次	艾炷若干，姜片若干	肝郁气滞
	艾条温和灸	膻中、少泽、大陵、太冲	10～15分钟，每日1次	艾条若干	肝郁气滞

艾灸疗法主穴与配穴

精确取穴

必灸主穴 ❶

膻中 在胸部，人体正中线上，两乳头之间连线的中点。

必灸主穴 ❷

乳根 在胸部，乳头直下，乳房根部凹陷处。

大陵

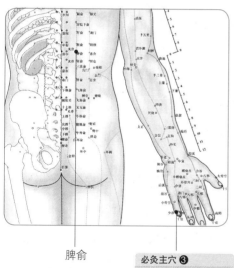

脾俞

必灸主穴 ❸

少泽 在小指末节尺侧，距指甲角0.1寸。

太冲

必灸主穴 ❹

足三里 位于小腿前外侧，当犊鼻穴下3寸，距胫骨前后一横指（中指）处。

健康贴士

（1）哺乳期妇女应保持心情舒畅，提倡早期喂乳、定时喂乳，促进乳汁的分泌。

（2）多食富含蛋白质食物和新鲜蔬菜、汤水，特别要多食猪蹄、鲫鱼汤。

第八章 灸一灸更「性」福

070

153

071 子宫脱垂

子宫脱垂是指子宫从正常位置沿阴道下移，子宫颈外口达坐骨棘水平以下，或脱出阴道口。

子宫脱垂是由于子宫的主韧带及子宫旁组织受损引起，与分娩损伤、卵巢功能衰退、先天性子宫和盆腔组织发育不良或异常、某些慢性疾病使腹内压力增加及营养不良引起全身器官退行性变、肌肉松弛等因素有关。

● 对症施灸

● 脾虚

子宫下脱阴道口外，劳则加剧，面色苍白，神疲懒言，带下量多。

灸法	选穴	灸治时间／次数	疗程	材料	主治
艾炷灸	气海、关元、维胞、子宫	5壮，每日1次	10次，休息5日	艾炷若干	脾虚型
艾条温和灸	气海、关元、维胞、子宫	10～15分钟，每日1次	15次	艾条若干	脾虚型

● 肾虚

子宫下脱阴道口外，劳则加剧，面色苍白，腰酸腿软，头晕耳鸣，小便频数。

灸法	选穴	灸治时间／次数	疗程	材料	主治
艾炷隔姜灸	百会、脾俞、肾俞、气海俞、关元、气海、维胞、足三里、子宫	10壮，每日1次	10次，休息5日	艾炷若干，姜片若干	肾虚型
艾条温和灸	百会、脾俞、肾俞、气海俞、关元、气海、维胞、足三里、子宫	10～15分钟，每日1次	15次	艾条若干	肾虚型

艾灸疗法主穴与配穴

精确取穴

关元

维胞

必灸主穴 ❶

气海 下腹部,前正中线上,脐中下1.5寸。

必灸主穴 ❷

子宫 在下腹部,当脐中下4寸,中极旁开3寸。

脾俞

气海俞

肾俞

必灸主穴 ❸

足三里 位于小腿前外侧,当犊鼻穴下3寸,距胫骨前后一横指(中指)处。

必灸主穴 ❹

百会 位于头部,在头顶正中线与两耳尖端连线的交点处。

健康贴士

(1)用艾灸治疗的同时可服用补中益气丸提高疗效。

(2)积极治疗慢性疾病,如咳嗽、便秘,防止腹压增加导致子宫垂脱。

(3)加强锻炼,保持盆底肌肉的功能。

071

072 外阴瘙痒症

外阴瘙痒症是指妇女外阴或阴道内瘙痒，甚则瘙痒难忍的疾病。

引起外阴瘙痒的病因复杂，可能与长期阴道排出液和尿液的慢性局部刺激、原发于外阴的皮肤病变及全身等因素有关。中医认为生活不洁，感染虫虱，侵蚀阴部，发为阴痒。亦有肝肾不足，精气耗损，化燥生风，阴器失与濡养而发病。

● 对症施灸

● 肝经湿热

外阴瘙痒或灼热疼痛，坐卧不安。兼见带下量多，黄稠臭秽，心烦少寐，胸闷不适，口干苦，尿黄赤。

灸法	选穴	灸治时间／次数	疗程	材料	主治
艾炷化脓灸	大肠俞、中膂俞、中极、足三里、三阴交	各灸5～7壮，每月1次	3次	艾炷若干	肝经湿热
艾炷隔姜灸	气海俞、中膂俞、大肠俞、中极、会阴、阴廉、血海、三阴交、阴陵泉、蠡沟、太冲	灸3～5壮，隔日1次	15次	艾炷若干，姜片若干	肝经湿热

● 肝肾阴虚

外阴瘙痒或灼热疼痛，坐卧不安。兼见带下量少，色黄腥臭，头晕目眩，腰酸耳鸣，五心烦热，口干咽燥。

灸法	选穴	灸治时间／次数	疗程	材料	主治
艾条温和灸	气海俞、中膂俞、大肠俞、中极、会阴、阴廉、血海、三阴交、阴交、太溪	5～10分钟，每日1次	15日	艾炷若干	肝肾阴虚
艾炷隔姜灸	气海俞、中膂俞、大肠俞、中极、会阴、阴廉、血海、三阴交、阴交、太溪	灸3～5壮，隔日1次	15次	艾炷若干，姜片若干	肝肾阴虚

艾灸疗法主穴与配穴

精确取穴

阴交

必灸主穴 ❶
中极 在下腹部，前正中线上，当脐中下4寸处。

必灸主穴 ❷
阴廉 在下腹部，前正中线上，当脐中下1寸。

必灸主穴 ❹
大肠俞 在腰部，第4腰椎棘突下，旁开1.5寸。

必灸主穴 ❸
气海俞 在第3腰椎棘突下，督脉旁开1.5寸。

中膂俞

必灸主穴 ❺
会阴在肛门和阴囊根部（女性是大阴唇后联合）连线的中点处。

血海
阴陵泉
足三里
蠡沟

必灸主穴 ❻
三阴交 在小腿内侧，足内踝上缘3指宽，踝尖正上方胫骨边缘凹陷处。

太溪　太冲

女性不孕症

女子婚后，夫妻同居 2 年以上，有正常性生活，配偶生殖功能正常，未采用避孕措施而未怀孕者，称为不孕症。中医称"无嗣"、"全不产"、"绝产"等。

女方不孕有卵巢、输卵管、子宫、子宫颈、外阴阴道、免疫及精神等因素，还有性器官以外因素，部分妇女血清中富含抗精抗体都会导致不孕。

● 对症施灸

● 肾精亏虚，血虚宫寒

婚后不孕，月经后期，量少色淡。肾阳虚者兼面色晦暗，腰膝酸软，小腹冷坠，性欲冷漠，大便不实，小便清长；若肾阴不足，则月经先期，量少色赤，头晕耳鸣，心悸失眠，五心烦热，咽干口渴；血虚者，兼面色萎黄，形体消瘦，头目昏晕，神疲乏力。

灸法	选穴	灸治时间／次数	疗程	材料	主治
艾炷隔盐灸	神阙	灸 3～5 壮，隔日 1 次	10 次	艾炷若干，食盐若干	肾精亏虚，血虚宫寒
艾条温和灸	命门、气户、神阙、阴交、关元、中极、子宫、足三里、三阴交	15～20 分钟，每日 1 次	10 次	艾条若干	肾精亏虚，血虚宫寒

● 气结痰浊，瘀阻胞脉

婚后多年不孕，肝气郁结者，经行先后无定期，经行不畅腹痛，量少色暗或有血块，经前胸胁、乳房胀痛，精神抑郁，烦躁而怒；瘀阻胞脉者，月经后期，量少色紫夹有血块，小腹胀坠隐痛；痰浊者，形体肥胖，月经不调或闭经，带下量多质黏，面色苍白，头晕心悸，胸闷泛恶。

灸法	选穴	灸治时间／次数	疗程	材料	主治
艾条温和灸	中极、合谷、三阴交、气户、阴廉、阴陵泉、丰隆、归来、次髎、子宫、太冲	15～20 分钟，每日 1 次	10 次	艾条若干	气结痰浊，瘀阻胞脉

艾灸疗法主穴与配穴

精确取穴

气户

神阙

阴交

必灸主穴❶

子宫 在下腹部，当脐中下4寸，中极旁开3寸。

必灸主穴❸

关元 在下腹部，前正中线上，从肚脐往下3/5处。

必灸主穴❹

中极 在下腹部，前正中线上，当脐中下4寸处。

必灸主穴❷

归来 在下腹部，脐中下4寸，距前正中线两寸。

阴廉

阴陵泉

足三里

必灸主穴❺

三阴交 在小腿内侧，足内踝上缘3指宽，踝尖正上方胫骨边缘凹陷处。

必灸主穴❻

丰隆 位于足外踝上8寸处。

太冲

命门

次髎

合谷

第八章 灸一灸更『性』福

073

习惯性流产

流产系妊娠不到 28 周，胎儿体重不足 1000 克而中止。当自然流产连续发生 3 次以上时则称为习惯性流产。中医称之"滑胎"。

现代医学认为，习惯性流产多与染色体异常、生殖器官发育不良、免疫失调、内分泌功能紊乱、子宫内膜的各种感染等有关。有些与母子血型不合、羊水中前列腺素增多、胎盘异常、母亲的严重精神刺激有关。

● 对症施灸

● 气血虚弱

有小产史，妊娠 3~4 个月，胎动下坠，腰酸腹坠，阴道少量流血，伴神疲，面色苍白，心悸气短，活动后加重。

灸法	选穴	灸治时间／次数	疗程	材料	主治
艾炷隔盐灸	气海、关元、中极、肾俞、足三里、脾俞、隐白	灸 3～5 壮，隔日 1 次	10 次	艾炷若干，食盐若干	气血虚弱
艾条温和灸	气海、关元、中极、肾俞、足三里、脾俞、隐白	15 分钟，每日 1 次	10 次，间隔 3 天	艾条若干	气血虚弱

● 肾阴亏虚

妊娠 3~4 个月，胎动下坠，腰酸腹坠，曾屡次坠胎，伴头晕耳鸣，小便频数。

灸法	选穴	灸治时间／次数	疗程	材料	主治
艾炷隔盐灸	气海、关元、中极、肾俞、命门、腰阳关、关元俞、百会	灸 3～5 壮，隔日 1 次	10 次	艾炷若干，食盐若干	肾阴亏虚
艾条温和灸	气海、关元、中极、肾俞、命门、腰阳关、关元俞、百会	15 分钟，每日 1 次	10 次，间隔 3 天	艾条若干	肾阴亏虚

艾灸疗法主穴与配穴

精确取穴

必灸主穴 ❶
气海 下腹部，前正中线上，脐中下1.5寸。

必灸主穴 ❸
中极 在下腹部，前正中线上，当脐中下4寸处。

必灸主穴 ❷
关元 在下腹部，前正中线上，从肚脐往下3/5处。

百会

脾俞
命门
腰阳关
关元俞

必灸主穴 ❹
肾俞 在第2腰椎棘突下，命门旁开1.5寸处。

隐白

必灸主穴 ❺
足三里 位于小腿前外侧，当犊鼻穴下3寸，距胫骨前后一横指（中指）处。

取穴技巧速查索引

074

性冷淡

性冷淡是指性欲缺乏，通俗地讲即对性生活无兴趣，也有说是性欲减退。

性冷淡很大程度上是心理原因造成的。中医认为，先天肾气不足，天癸匮乏，冲任二脉不盛；肝气郁结，情欲不能疏泄；又因男女交合，阳痿、早泄不合女意或女意不遂，久而久之，女方性欲亦难唤起。此外有其他疾病、身体虚弱亦可导致。

● 对症施灸

● 虚证

性欲淡漠，性感不足，厌恶性事；伴阴冷肢凉，小腹虚冷，时或经闭，面色无华，失眠健忘，腰膝酸软。

	灸法	选穴	灸治时间／次数	疗程	材料	主治
	艾炷隔附子饼灸	大巨、膻中、乳根、气海、次髎、命门、肾俞、太溪、脾俞、足三里	3～5壮，每日1次	10次	艾炷若干，附子饼若干	虚证性冷淡
	艾条温和灸	大巨、膻中、乳根、气海、次髎、命门、肾俞、太溪、脾俞、足三里	15分钟，每日1次	10次，间隔3天	艾条若干	虚证性冷淡

● 肝气郁结

性欲淡漠，性感不足，厌恶性事；伴有郁闷不乐，胸胁胀满，月经不调。

	灸法	选穴	灸治时间／次数	疗程	材料	主治
	艾炷直接灸	大巨、膻中、乳根、气海、次髎、命门、太冲	3～5壮，每日1次	10次	艾炷若干	肝气郁结

● 痰湿邪抑

性欲淡漠，性感不足，厌恶性事；形体肥胖，食欲不振，四肢沉重，白带黏稠。

	灸法	选穴	灸治时间／次数	疗程	材料	主治
	艾条温和灸	大巨、膻中、乳根、气海、次髎、命门、丰隆	15分钟，每日1次	10次，间隔3天	艾条若干	痰湿邪抑

艾灸疗法主穴与配穴

精确取穴

必灸主穴 ❶
膻中 在胸部,人体正中线上,两乳头之间连线的中点。

必灸主穴 ❷
乳根 在胸部,乳头直下,乳房根部凹陷处。

必灸主穴 ❸
气海 下腹部,前正中线上,脐中下1.5寸。

必灸主穴 ❹
大巨 在下腹部,当脐中下2寸,距前正中线2寸。

脾俞
肾俞
命门

必灸主穴 ❺
次髎 在骶部,当髂后上棘内下方,适对第2骶后孔处。

必灸主穴 ❻
足三里 位于小腿前外侧,当犊鼻穴下3寸,距胫骨前后一横指(中指)处。

丰隆
太溪
太冲

第八章　灸一灸更「性」福

075

子宫肌瘤

子宫肌瘤主要指子宫平滑肌细胞增生而形成的良性肿瘤。属中医的"癥瘕"、"痞块"范畴。

临床症状主要表现为月经周期缩短，经期延长，经量增多等，小腹部触诊发现包块。中医认为，子宫肌瘤因七情内伤、脏腑功能失调、气滞血瘀而成。

● 对症施灸

● 气滞

小腹胀满，痛无定处，情志抑郁。

灸法	选穴	灸治时间／次数	疗程	材料	主治
艾炷直接灸	阿是穴、气海、关元、子宫、太冲	5壮，每日1次	10次	艾炷若干	气滞型子宫肌瘤

● 血瘀

疼痛拒按，伴有面色晦暗，月经量多或经期延后。

灸法	选穴	灸治时间／次数	疗程	材料	主治
艾炷直接灸	阿是穴、气海、关元、子宫、血海、三阴交	5壮，每日1次	10次	艾炷若干	血瘀型子宫肌瘤

● 痰湿

小腹包块时有作痛，按之柔软，带下较多，胸脘满闷。

灸法	选穴	灸治时间／次数	疗程	材料	主治
艾炷直接灸	阿是穴、气海、关元、子宫、丰隆	5壮，每日1次	10次	艾炷若干	痰湿型子宫肌瘤

● 气血虚

下腹隐痛，面色无华，头晕眼花。

灸法	选穴	灸治时间／次数	疗程	材料	主治
艾炷直接灸	阿是穴、气海、关元、子宫、足三里	5壮，每日1次	10次	艾炷若干	气血虚型子宫肌瘤

艾灸疗法主穴与配穴

精确取穴

必灸主穴❶
气海 下腹部，前正中线上，脐中下1.5寸。

必灸主穴❷
关元 在下腹部，前正中线上，从肚脐往下3/5处。

必灸主穴❹
子宫 在下腹部，当脐中下4寸，中极旁开3寸。

必灸主穴❸
血海 在大腿内侧，髌底内侧端上2寸处。

足三里

三阴交

丰隆

太冲

健康贴士

（1）饮食宜清淡，不食羊肉、虾、蟹、鳗鱼、咸鱼、黑鱼等发物；忌食辣椒、麻椒、生葱、生蒜、白酒等刺激性食物及饮料。

（2）用手掌搓热后，放置小腹部，沿顺时针方向摩腹36圈后，改逆时针方向摩腹36圈。最后用手掌自上而下平推腰背部10～15次，以酸胀为度。每日按摩1次，有助于子宫肌瘤的治疗。

更年期综合征

更年期综合征系指由于更年期精神心理、神经内分泌和代谢变化，所引起的各器官系统症状和体征的综合症候群。

临床症状可表现为以下 3 方面：①月经周期的改变；②雌激素缺乏导致血管舒缩症状，如烘热汗出，眩晕，心悸等；③精神神经症状，如情绪易于激动、抑郁、忧愁、失眠，甚或情志异常。

● 对症施灸

● 肝肾阴虚

经期推迟、量少，平时带下少，阴道干涩，失眠多梦，皮肤瘙痒或如虫行，烘热汗出，情绪易于激动。

灸法	选穴	灸治时间／次数	疗程	材料	主治
艾条温和灸	肾俞、三阴交、中极、足三里、子宫、太溪、志室、太冲、肝俞	10～15 分 钟，每日 1 次	10 次	艾条若干	肝肾阴虚
艾炷隔姜灸	肾俞、三阴交、中极、足三里、子宫、太溪、志室、太冲、肝俞	5 壮，每日 1 次	10 次	艾炷若干，姜片若干	肝肾阴虚

● 脾肾阳虚

月经过多、崩漏或闭经，面目肢体水肿，形寒肢冷；心肾不交见失眠、心悸、心烦、腰酸头晕等。

灸法	选穴	灸治时间／次数	疗程	材料	主治
艾条温和灸	肾俞、三阴交、中极、足三里、子宫、关元、命门、章门、脾俞、血海	10～15 分钟，每日 1 次	10 次	艾条若干	脾肾阳虚
艾炷隔姜灸	肾俞、三阴交、中极、足三里、子宫、关元、命门、章门、脾俞、血海	5 壮，每日 1 次	10 次	艾炷若干，姜片若干	脾肾阳虚

艾灸疗法主穴与配穴

精确取穴

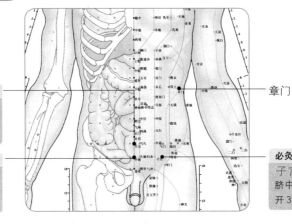

必灸主穴 ❶

关元 在下腹部，前正中线上，从肚脐往下3/5处。

必灸主穴 ❷

中极 在下腹部，前正中线上，当脐中下4寸处。

章门

必灸主穴 ❸

子宫 在下腹部，当脐中下4寸，中极旁开3寸。

命门

肝俞

脾俞

志室

必灸主穴 ❹

肾俞 在第2腰椎棘突下，命门旁开1.5寸处。

取穴技巧速查索引

血海

三阴交

太溪

太冲

必灸主穴 ❺

足三里 位于小腿前外侧，当犊鼻穴下3寸，距胫骨前一横指（中指）处。

第八章 灸一灸更『性』福

第九章

灸一灸更美丽

「爱美之心，人皆有之。」现代女性把美容护肤作为日常生活的必修课。与其把大量时间、金钱浪费在美容院，不如轻轻松松在家里用艾灸实现美丽愿望。本章介绍了肥胖、皱纹、黄褐斑、雀斑、斑秃、酒渣鼻、面色苍白、面部疖肿、上睑下垂、带状疱疹、湿疹、神经性皮炎、硬皮病病症的美容灸法。

肥胖

肥胖是指一定程度的明显超重与脂肪层过厚，是体内脂肪尤其是甘油三酯积聚过多而导致的一种状态。肥胖是健康的杀手，肥胖容易引发冠心病、糖尿病等疾病。

肥胖除部分与遗传因素有关外，主要是饮食过多，摄入高蛋白、高脂肪及高糖类食物，且缺乏运动而引起体内热能的摄入与消耗不平衡，形成脂肪堆积而发胖。

● 对症施灸

● 脾虚湿盛

饮食不多，形体肥胖，肌肉组织松弛，嗜睡倦怠，少气懒言，动则汗出，大便溏薄。

灸法	选穴	灸治时间／次数	疗程	材料	主治
艾条悬起灸	天枢、上巨虚、三阴交、曲池、足三里、脾俞、阴陵泉、丰隆、中脘、关元	25～30分钟，隔日灸1次	1月，间隔3～5天	艾条若干	脾虚湿盛
艾炷隔姜灸	天枢、上巨虚、三阴交、曲池、足三里、脾俞、阴陵泉、丰隆、中脘、关元	5～7壮，每日或隔日1次	1月，间隔3～5天	艾炷若干，姜片若干	脾虚湿盛

● 胃强脾弱

饮食倍增，形体肥胖，肌肉组织结实，胸脘痞闷，口渴口臭，便秘溲赤。

灸法	选穴	灸治时间／次数	疗程	材料	主治
艾炷隔姜灸	三焦俞、阳池、大椎、命门、三阴交、地机	5～6壮，每日1次	30次	艾炷若干，姜片若干	胃强脾弱
艾炷隔蒜灸	三焦俞、阳池、大椎、命门、三阴交、地机	5～6壮，每日1次	30次	艾炷若干，蒜片若干	胃强脾弱

艾灸疗法主穴与配穴

精确取穴

大椎

中脘

脾俞

曲池

三焦俞

命门

阳池

必灸主穴 ❶
关元 在下腹部前正中线上，从肚脐往下3/5处。

必灸主穴 ❷
天枢 在中腹部，肚脐左右两侧3指宽处。

必灸主穴 ❸
阴陵泉 在小腿内侧，膝下胫骨内侧凹陷处。

地机

必灸主穴 ❹
足三里 位于小腿前外侧，当犊鼻穴下3寸，距胫骨前后一横指（中指）处。

丰隆

必灸主穴 ❺
三阴交 在小腿内侧，足内踝上缘3指宽，踝尖正上方胫骨边缘凹陷处。

必灸主穴 ❻
上巨虚 在小腿前外侧，当犊鼻下6寸。

第九章 灸—灸更美丽

皱纹

皱纹是指皮肤受到外界环境影响，形成游离自由基，自由基破坏细胞膜组织内的胶原蛋白、活性物质，氧化细胞而形成的小细纹。

体内及皮肤水分不足、经常闷闷不乐，急躁，孤僻，长期睡眠不足、过度曝晒、营养状况不佳，洗脸水温度过高、化妆品使用不当、过度吸烟、饮酒都容易长生皱纹。

● 对症施灸

● 血虚

面额皱纹多且明显，兼气短懒言，面色无华，纳呆身重，腰膝酸软。

灸法	选穴	灸治时间／次数	疗程	材料	主治
艾炷隔姜灸	百会、阳白、印堂、颧髎、下关、翳风、扶突、膈俞、肾俞、神阙、阿是穴	灸 3～5 壮，隔日 1 次，晚上睡前	30 次	艾炷若干，姜片若干	血虚
艾条温和灸	体型虚胖加肝俞、脾俞、膀胱俞；体型瘦弱加胃俞、小肠俞、大肠俞；体型正常加气海、关元、足三里	10 分钟，每日或隔日 1 次	30 次	艾条若干	血虚

● 血瘀

面颈部皱纹深显，伴四肢头面偶发或继发老年斑，皮肤干燥脱屑。

灸法	选穴	灸治时间／次数	疗程	材料	主治
艾炷隔姜灸	百会、阳白、印堂、颧髎、下关、翳风、扶突、膈俞、肾俞、神阙、阿是穴	灸 3～5 壮，隔日 1 次，晚上睡前	30 次	艾炷若干，姜片若干	血瘀
艾条温和灸	体型虚胖加肝俞、脾俞、膀胱俞；体型瘦弱加胃俞、小肠俞、大肠俞；体型正常加气海、关元、足三里	10 分钟，每日或隔日 1 次	30 次	艾条若干	血瘀

艾灸疗法主穴与配穴

精确取穴

百会

必灸主穴 ❷
翳风 在耳垂后，当乳突与下颌骨之间凹陷处。

必灸主穴 ❶
下关 头部侧面，耳前一横指，颧弓下陷处。

必灸主穴 ❸
印堂 在面额部，两眉头连线的中点。

必灸主穴 ❹
阳白 在面部，瞳孔的直上方，距离眉毛上缘约2厘米处。

必灸主穴 ❺
颧髎 位于面部，颧骨尖处的下缘凹处。

膈俞
肝俞
脾俞
胃俞
肾俞
大肠俞
小肠俞
膀胱俞

神阙
气海
关元

必灸主穴 ❻
足三里 位于小腿前外侧，当犊鼻穴下3寸，距胫骨前后一横指（中指）处。

079

080 黄褐斑

黄褐斑也称为肝斑，是发生在颜面的色素沉着斑，是面部黑变病的一种。属中医的"面尘"、"鼾黑"范畴。

黄褐斑主要因女性内分泌失调，精神压力大，各种疾病（肝肾功能不全，妇科病、糖尿病等）以及体内缺少维生素及外用化学药物刺激引起。

● 对症施灸

● 肝郁

胸脘痞闷，两胁胀痛，心烦易怒，腹胀便溏，妇人月经不调。

	灸法	选穴	灸治时间／次数	疗程	材料	主治
	艾炷无瘢痕灸	四白、迎香、肝俞、脾俞、肾俞、气海、足三里、三阴交、太溪、褐斑局部	3～7壮，隔日1次	7次	艾炷若干	肝郁型黄褐斑
	艾条雀啄灸	四白、迎香、肝俞、脾俞、肾俞、气海、足三里、三阴交、太溪、褐斑局部	5～10分钟，隔日1次	7次	艾条若干	肝郁型黄褐斑

● 脾虚

面色萎黄，气短乏力，腹胀纳差，月经量少。

	灸法	选穴	灸治时间／次数	疗程	材料	主治
	艾条温和灸	曲池、血海、三阴交、肝俞、脾俞、肾俞、神阙、关元	15～20分钟，每日或隔日1次	7次	艾条若干	脾虚型黄褐斑

● 肾亏

面色鼾黑，头晕耳鸣，腰膝酸软，五心烦热。

	灸法	选穴	灸治时间／次数	疗程	材料	主治
	艾条温和灸	曲池、血海、三阴交、肝俞、脾俞、肾俞、神阙、关元	15～20分钟，每日或隔日1次	7次	艾条若干	肾亏型黄褐斑

艾灸疗法主穴与配穴

精确取穴

迎香　四白

太溪

必灸主穴❶
肝俞 在背部，当第9胸椎棘突下，旁开1.5寸。

脾俞

必灸主穴❷
曲池 屈肘成直角，在肘弯横纹尽头筋骨间凹陷处。

必灸主穴❸
肾俞 在第2腰椎棘突下，命门旁开1.5寸处。

必灸主穴❹
血海 在大腿内侧，髌底内侧上端2寸处

必灸主穴❺
足三里 位于小腿前外侧，当犊鼻穴下3寸，距胫骨前后一横指（中指）处。

必灸主穴❻
三阴交 在小腿内侧，足内踝上缘3指宽，踝尖正上方胫骨边缘凹陷处。

必灸主穴❼
神阙 在腹中部，肚脐中央。

气海

关元

第九章　灸一灸更美丽

雀斑

雀斑是一种黑色素增多，在鼻面部形成褐色斑点为特征的皮肤病。

中医认为，雀斑多因禀赋肾水不足，或虚火上炎，日晒热毒蕴结为斑，或腠理不密，外卫不同，风邪外搏，肌肤失了荣润而成雀斑。

● 对症施灸

● 肾水不足

自幼发病，多有家族史，皮损色深而大。

灸法	选穴	灸治时间／次数	疗程	材料	主治
艾条温和灸	雀斑局部、大椎、曲池、三阴交	10～20分钟，每日或隔日1次	10次	艾条若干	肾水不足
艾炷隔姜灸	雀斑局部、大椎、曲池、三阴交	3～4壮，每日或隔日1次	10次	艾炷若干，姜片若干	肾水不足

● 风邪外博

多无家族史，皮损色浅而小。

灸法	选穴	灸治时间／次数	疗程	材料	主治
艾条温和灸	颧髎、颊车、下关、曲池、印堂	10～15分钟，每日或隔日1次	10次	艾条若干	风邪外博
艾炷隔姜灸	颧髎、颊车、下关、曲池、印堂	3～4壮，每日或隔日1次	10次	艾炷若干，姜片若干	风邪外博

艾灸疗法主穴与配穴

印堂

百会

必灸主穴 ❷
下关 头部侧面，耳前一横指，颧弓下陷处。

必灸主穴 ❶
颧 位于面部，颧骨尖处的下缘凹陷处。

必灸主穴 ❸
颊车 位于下颌角前上方大约一横指处，按之凹陷。

大椎

曲池

必灸主穴 ❹
三阴交 在小腿内侧，足内踝上缘3指宽，踝尖正上方胫骨边缘凹陷中。

健康贴士

（1）雀斑患者应多食花粉、柠檬、胡萝卜、西红柿以及含维生素A、维生素C，烟酸和胱氨酸丰富的食物，少食含有大量色素的食品和饮料。

（2）不用劣质化妆品和含高浓度酒精的香水。

（3）尽量减少太阳曝晒，外出最好戴帽子、打伞或在面部涂防晒霜。

081

斑秃

斑秃是以头发突然成片脱落，局部皮肤正常，无明显自觉症状的皮肤病。中医称"油风"。

可能与中枢神经系统功能紊乱及自身免疫性疾病有关。临床往往在过度劳累、睡眠不足、精神紧张或受刺激后发病；内分泌障碍、局部病灶感染、肠道寄生虫病或其他内脏疾病等也可成为诱因。

◉ 对症施灸

● 血热

多见于青年人或肥胖者，发落肤痒，头皮油质分泌物较多，伴心绪烦乱，口渴，便秘溲赤，或纳差便溏。

灸法	选穴	灸治时间／次数	疗程	材料	主治
艾炷隔姜灸	风池、肝俞、脾俞、肾俞、曲池、气海、斑秃局部	5～7壮，每日1～2次	10次	艾炷若干，姜片若干	血热斑秃

● 血瘀

头发大片或全部脱落，甚或发生普脱，日久不长，伴头痛痹差，胸胁胀痛，面色暗晦。

灸法	选穴	灸治时间／次数	疗程	材料	主治
艾条温和灸	风池、肝俞、脾俞、肾俞、膈俞、太冲、斑秃局部	5～10分钟，斑秃局部灸10～20分钟，每日1次	10次	艾条若干	血瘀斑秃

● 血虚

多发于病后、产后，头发细软，干燥少华，成片脱落，渐进性加重，伴头晕失眠，心悸健忘。

灸法	选穴	灸治时间／次数	疗程	材料	主治
艾条温和灸	风池、肝俞、脾俞、肾俞、足三里、斑秃局部	5～10分钟，斑秃局部灸10～20分钟，每日1次	10次	艾条若干	血虚斑秃

● 肝肾不足

患者年龄多数较大，平素头发焦黄或花白，头发大片脱落，甚至全脱或普脱，伴头晕耳鸣，腰酸膝软，畏寒肢冷，面色苍白等。

灸法	选穴	灸治时间／次数	疗程	材料	主治
艾炷隔姜灸	风池、肝俞、脾俞、肾俞、三阴交、太溪、斑秃局部	5～7壮，每日1～2次	10次	艾炷若干，姜片若干	肝肾不足

艾灸疗法主穴与配穴

精确取穴

必灸主穴 ❶
风池 位于后颈部，后头骨下，两条大筋外缘陷窝处。

气海

必灸主穴 ❸
肝俞 在背部，当第9胸椎棘突下，旁开1.5寸。

必灸主穴 ❹
脾俞 在第11胸椎棘突下，脊中旁开1.5寸处。

必灸主穴 ❷
膈俞 在背部，当第7胸椎棘突下，旁开1.5寸处。

曲池

必灸主穴 ❺
肾俞 在第2腰椎棘突下，命门旁开1.5寸处。

必灸主穴 ❻
三阴交 在小腿内侧，足内踝上缘3指宽，踝尖正上方胫骨边缘凹陷处。

足三里

太溪

太冲

第九章 灸一灸更美丽

082

179

083 酒渣鼻

酒渣鼻是以鼻面部皮肤弥漫性潮红，上起丘疹、结节或脓疱及毛细血管扩张，最后形成鼻赘为特征的慢性皮肤病。中医称"酒糟鼻"。

酒渣鼻是在皮脂溢出的基础上，由于寒湿、饮食、精神等多种刺激因素，及内分泌失调、胃肠功能紊乱、病灶感染等引起患处血管舒缩神经失调，毛细血管长期扩张所致。

● 对症施灸

● 初期

鼻部以红斑为主，属肺胃积热，进刺激性食物或激动时明显，渐出现丘疹、脓疱，伴口渴，便秘，溲赤。

灸法	选穴	灸治时间／次数	疗程	材料	主治
艾炷无瘢痕灸	素髎、迎香、鼻通、天府	5～7壮，每日1次	15次	艾炷若干	酒渣鼻初期
艾条悬起灸	印堂、素髎、迎香、合谷、曲池	10～15分钟，隔日或3日1次	10次	艾条若干	酒渣鼻初期

● 后期

鼻部皮肤紫黯或紫褐，皮肤增厚，结节隆起，表面凹凸不平，终致瘀血结聚形成鼻赘。

灸法	选穴	灸治时间／次数	疗程	材料	主治
艾炷无瘢痕灸	素髎、迎香、鼻通、天府	5～7壮，每日1次	15次	艾炷若干	酒渣鼻后期
艾条悬起灸	印堂、素髎、迎香、合谷、曲池	10～15分钟，隔日或3日1次	10次	艾条若干	酒渣鼻后期

艾灸疗法主穴与配穴

精确取穴

必灸主穴❶
印堂 在面额部，两眉头连线的中点。

必灸主穴❷
素　在面部，当鼻尖的正中央。

鼻通

必灸主穴❸
迎香 在鼻翼外缘中点旁、当鼻唇沟中间。

天府

必灸主穴❹
曲池 屈肘成直角，在肘弯横纹尽头筋骨间凹陷处。

必灸主穴❺
合谷 当拇指和食指伸张时，在第1、2掌骨的中点，稍微偏向食指处。

健康贴士

（1）鼻子周围要避免刺激，防止出血与感染。
（2）忌辛、辣、烟、酒等物，饮食宜清淡，多食新鲜蔬菜、水果，多饮开水。
（3）每日用温水清洗鼻部2～3次。

083

面色苍白

面色苍白指女性或男性面色无华、晦白或灰暗、肌肤粗糙、斑点多的状况。

面部是血脉最为丰富的部位，心脏功能盛衰都可以从面部的色泽上表现出来。心气旺盛，心血充盈，则面部红润光泽。若心气不足，心血少，面部供血不足，皮肤得不到滋养，脸色就会苍白晦滞或萎黄无华。

● 对症施灸

● 心脾两虚

面色苍白，体乏无力，头晕心慌，失眠多梦，难寐易醒，记忆力下降，手足发麻，月经量少，口唇淡白。

灸法	选穴	灸治时间／次数	疗程	材料	主治
艾条灸	足三里、血海、膈俞、脾俞、肾俞	3～5分钟，隔日1次	10次	艾条若干	心脾两虚

● 脾肾阳虚

面色苍白，时有浮肿，神疲乏力，形寒肢冷，自汗，小便清长，腰膝酸软，男子可有遗精，女子可有月经不调。

灸法	选穴	灸治时间／次数	疗程	材料	主治
艾条灸	足三里、血海、膈俞、脾俞、肾俞	3～5分钟，隔日1次	10次	艾条若干	脾肾阳虚

● 脾胃虚弱

面色苍白或淡白，可长期患有慢性疾患，头晕眼花，疲乏无力，食欲不振，腹胀恶心，皮肤干燥不华，便溏。

灸法	选穴	灸治时间／次数	疗程	材料	主治
温灸盒灸	中脘、气海、足三里	20～30分钟，隔日1次	10次	艾绒若干	脾胃虚弱

艾灸疗法主穴与配穴

精确取穴

必灸主穴 ❶
脾俞 在第11胸椎棘突下，脊中旁开1.5寸处。

必灸主穴 ❷
膈俞 在背部，当第7胸椎棘突下，旁开1.5寸处。

必灸主穴 ❸
肾俞 在第2腰椎棘突下，命门旁开1.5寸处。

中脘

气海

必灸主穴 ❹
血海 在大腿内侧，髌底内侧端上2寸处。

必灸主穴 ❺
足三里 位于小腿前外侧，当犊鼻穴下3寸，距胫骨前后一横指（中指）处。

健康贴士

（1）注意饮食结构，增加营养。
（2）加强身体锻炼，增强体质。

第九章　灸—灸更美丽

084

085 面部疖肿

面部疖肿是一种急性化脓性毛囊和毛囊周围组织的炎症。多发及反复发作才称为疖肿。中医的"疖"和"疔"则与其相似。

疖肿由细菌感染、空气或食物过敏、生活压力、卫生不良、生病、抵抗力差、某些药物、吃过多垃圾食物、伤口感染、血液中毒，或甲状腺病变等因素引起。

● 对症施灸

● 热毒蕴结

皮损多为高出皮肤的圆形硬结，红肿热痛剧烈，根脚坚硬；后渐软化，有黄色脓头出现，破溃后流出黄脓，疼痛减轻。

灸法	选穴	灸治时间／次数	疗程	材料	主治
艾炷隔蒜灸	曲池、合谷、大椎、血海、阿是穴	6～8壮，每日1次	10次	艾炷若干，蒜片若干	热毒蕴结
艾条温和灸	曲池、合谷、大椎、血海、阿是穴	10～15分钟，每日1次	10次	艾条若干	热毒蕴结

● 体弱毒侵

常见于体质虚弱或一些慢性病患者，疖肿多发生在一处或几处，此起彼伏，旷日持久，皮损色暗少泽，久不化脓；同时伴有少气乏力，体倦少劳，心烦不眠，口干口燥，小便短赤，大便秘结。

灸法	选穴	灸治时间／次数	疗程	材料	主治
艾炷隔蒜灸	曲池、合谷、外关、大椎、膈俞、手三里、至阳、阿是穴	6～8壮，每日1次	10次	艾炷若干，蒜片若干	体弱毒侵
艾条温和灸	曲池、合谷、外关、大椎、膈俞、手三里、至阳、阿是穴	10～15分钟，每日1次	10次	艾条若干	体弱毒侵

艾灸疗法主穴与配穴

精确取穴

至阳

手三里

外关

膈俞

必灸主穴 ❶

大椎 人体颈部后正中线上，第 7 颈椎棘突下凹陷中。

必灸主穴 ❷

曲池 屈肘成直角，在肘弯横纹尽头筋骨间凹陷处。

必灸主穴 ❸

合谷 当拇指和食指伸张时，在第 1、2 掌骨的中点，稍微偏向食指处。

必灸主穴 ❹

血海 在大腿内侧，髌底内侧端上 2 寸处。

健康贴士

（1）切勿强行用力挤压疖肿。

（2）饮食注意清淡，多食蔬菜、水果，保持大便通畅。多饮温开水。

第九章 灸一灸更美丽

085

086 上睑下垂

上睑下垂，是指眼睛的上眼睑部分或全部不能自行抬起而下垂，掩盖部分或全部瞳孔，而影响视觉功能者。中医则称其为"上胞下垂"、"睢目"或"眼废"。

● 对症施灸

● 脾气不足

睑裂变窄，看人视物需用手分开眼睑或仰头而视，其多在劳累后或午后加重，而在休息后或清晨减轻。同时伴有面色不华，体倦乏力，少气懒言，纳谷不香等症。

灸法	选穴	灸治时间／次数	疗程	材料	主治
艾条温和灸	足三里、三阴交、中脘、关元、脾俞、阳白	5～10分钟，每日1次	5次	艾条若干	睑裂变窄
艾炷隔姜灸	足三里、三阴交、中脘、关元、脾俞、阳白	4～5壮，每日1次	10次为1个疗程	艾炷若干，姜片若干	睑裂变窄

● 风邪袭络

吹风扇或受到风邪袭扰，而令眼睑骤然下垂，开睁无力，一般多见病患单侧，同时伴有头痛、恶寒、发热。

灸法	选穴	灸治时间／次数	疗程	材料	主治
艾条温和灸	中脘、关元、足三里、三阴交	5～10分钟，每日1次	5次	艾条若干	风邪袭络
艾炷隔姜灸	中脘、关元、足三里、三阴交	4～5壮，每日1次	10次为1个疗程	艾炷若干，姜片若干	风邪袭络

艾灸疗法主穴与配穴

精确取穴

必灸主穴❶
中脘 在上腹部，前正中线，距脐中上4寸处。

关元

必灸主穴❷
脾俞 在第11胸椎棘突下，脊中旁开1.5寸处。

必灸主穴❸
阳白 在面部，瞳孔的直上方，距离眉毛上缘约2厘米处。

必灸主穴❹
足三里 位于小腿前外侧，当犊鼻穴下3寸，距胫骨前后一横指（中指）处。

必灸主穴❺
三阴交 在小腿内侧，足内踝上缘3指宽，踝尖正上方胫骨边缘凹陷处。

健康贴士

（1）合理安排工作、休息时间，不可睡觉过晚。

（2）注意劳逸结合，不可过于劳累。

第九章 灸——灸更美丽

086

带状疱疹

带状疱疹是一种病毒呈带状分布的疱疹性皮肤病。常发生在一侧胸胁、腰肋及头面部。

本病是由水痘 - 带状疱疹病毒从呼吸道侵入感染引起。多数人被病毒感染后并不立即发生临床症状，而是潜伏在脊髓后根神经节中，当机体免疫功能下降，或感冒、过度疲劳时发病，出现该神经分布区的带状疱疹。

● 对症施灸

● 肝经火盛

多发生于腰肋部，疱壁紧张，基底潮红，痛如针扎，兼头痛口苦，烦躁易怒，便秘溲赤。

灸法	选穴	灸治时间／次数	材料	主治
艾炷灸	大椎、夹脊、肝俞、曲池、太冲、合谷、足三里、内关、阳辅、阿是穴	3～5壮，每日1次	艾炷若干	肝经火盛
艾条温和灸	大椎、夹脊、肝俞、曲池、太冲、合谷、足三里、内关、阳辅、阿是穴	5～10分钟，每日1次	艾条若干	肝经火盛

● 脾经湿热

多发生于胸胁或面部，疱壁松弛易破，破后渗液糜烂或化脓，伴纳呆疲乏。

灸法	选穴	灸治时间／次数	材料	主治
艾炷灸	大椎、夹脊、肝俞、曲池、太冲、阴陵泉、公孙、支沟、期门、阿是穴	3～5壮，每日1次	艾炷若干	脾经湿热
艾条温和灸	大椎、夹脊、肝俞、曲池、太冲、阴陵泉、公孙、支沟、期门、阿是穴	5～10分钟，每日1次	艾条若干	脾经湿热

艾灸疗法主穴与配穴

精确取穴

必灸主穴 ❶
大椎 人体颈部后正中线上，第7颈椎棘突下凹陷中。

必灸主穴 ❹
夹脊 在背腰部，当第一胸椎至第5腰椎棘突下两侧，后正中线旁开0.5寸。

必灸主穴 ❷
肝俞 在背部，当第9胸椎棘突下，旁开1.5寸。

必灸主穴 ❸
曲池 屈肘成直角，在肘弯横纹尽头筋骨间凹陷处。

支沟

合谷

期门

阴陵泉

内关

公孙　　足三里　　阳辅

必灸主穴 ❺
太冲 位于人体足背侧，当第1跖骨间隙的后方凹陷处。

第九章　灸一灸更美丽

087

088 湿疹

湿疹是一种常见的变态反应性炎症性皮肤病。

全身性疾病、精神神经因素、过度疲劳、慢性感染病灶、新陈代谢障碍和内分泌失调等均可产生湿疹和加重病情；外在所处生活、工作环境的各种物理、化学物质刺激及食物过敏亦可诱发湿疹。

● 对症施灸

● 急性湿疹

多表现为湿热证，丘疹红肿成片，糜烂渗液，瘙痒剧烈，或伴发热，便秘，溲赤。

灸法	选穴	灸治时间／次数	材料	主治
艾炷灸	阿是穴、大椎、曲池、神门、血海、足三里、三阴交、肺俞、阴陵泉	3～5壮，每日1次	艾炷若干	急性湿疹
艾炷隔蒜灸	阿是穴、大椎、曲池、神门、血海、足三里、三阴交、肺俞、阴陵泉	5～7壮，隔日1次	艾炷若干，蒜片若干	急性湿疹

● 慢性湿疹

多见血虚风燥证，病程迁延，反复发作，皮疹增厚粗糙脱屑，呈苔藓样变，间见抓痕血痂，色素沉着，伴头昏乏力。

灸法	选穴	灸治时间／次数	材料	主治
艾炷灸	阿是穴、大椎、曲池、神门、血海、足三里、三阴交、郄门、大都、合谷、膈俞	3～5壮，每日1次	艾炷若干	慢性湿疹
艾炷隔蒜灸	阿是穴、大椎、曲池、神门、血海、足三里、三阴交、郄门、大都、合谷、膈俞	5～7壮，隔日1次	艾炷若干，蒜片若干	慢性湿疹

艾灸疗法主穴与配穴

精确取穴

郄门

必灸主穴 ❶
大椎 在颈部后正中线上，第7颈椎棘突下凹陷处。

肺俞

膈俞

必灸主穴 ❷
神门 在手腕关节的手掌一侧，尺侧腕屈肌腱的桡侧凹陷处。

必灸主穴 ❸
血海 在大腿内侧，髌底内侧上端2寸处。

阴陵泉

必灸主穴 ❹
足三里 位于小腿前外侧，当犊鼻穴下3寸，距胫骨前后一横指（中指）处。

必灸主穴 ❺
三阴交 在小腿内侧，足内踝上缘3指宽，踝尖正上方胫骨边缘凹陷处理。

大都

必灸主穴 ❻
曲池 屈肘成直角，在肘弯横纹尽头筋骨间凹陷处。

合谷

088

089 神经性皮炎

神经性皮炎是以阵发性皮肤瘙痒和肥厚呈苔藓样变为特征的慢性皮肤炎症，又称慢性苔藓。

神经性皮炎发病与神经因素及某些外在刺激因素有关。胃肠道功能障碍、内分泌功能失调和感染性病灶都可变成致病因素。此外，亦可继发其他皮肤病。

● 对症施灸

● 急性湿疹

多表现为湿热证，丘疹红肿成片，糜烂渗液，瘙痒剧烈，或伴发热，便秘，溲赤。

灸法		选穴	灸治时间／次数	材料	主治
	艾炷灸	阿是穴、膈俞、风池、曲池、合谷、血海、三阴交、行间、太渊、太白、阴陵泉	3～5壮，每日1次	艾炷若干	急性湿疹型神经性皮炎
	艾炷隔蜂房灸	阿是穴、膈俞、风池、曲池、合谷、血海、三阴交、行间、太渊、太白、阴陵泉	3～5壮，隔日1次	艾炷若干，炒蜂房末适量	急性湿疹型神经性皮炎

● 血虚风燥型

多见于年老体弱者，病程较长，皮损色淡或灰白，干燥肥厚，粗糙脱屑，状如牛颈之皮，伴头晕目眩，失眠神疲。

灸法		选穴	灸治时间／次数	材料	主治
	艾炷灸	阿是穴、膈俞、风池、曲池、合谷、血海、三阴交、行间、足三里、神门、照海	3～5壮，每日1次	艾炷若干	血虚风燥型神经性皮炎
	艾炷隔蜂房灸	阿是穴、膈俞、风池、曲池、合谷、血海、三阴交、行间、足三里、神门、照海	3～5壮，隔日1次	艾炷若干，炒蜂房末适量	血虚风燥型神经性皮炎

艾灸疗法主穴与配穴

精确取穴

必灸主穴 ❶
风池 位于后颈部，后头骨下，两条大筋外缘陷窝中。

必灸主穴 ❷
膈俞 第 3 胸椎棘突下旁开 1.5 寸。

神门　太渊

必灸主穴 ❸
血海 在大腿内侧，髌底内侧上端 2 寸处

阴陵泉

必灸主穴 ❹
三阴交 在小腿内侧，足内踝上缘 3 指宽，踝尖正上方胫骨边缘凹陷中。

足三里

行间

照海

太白

取穴技巧速查索引

风池（见第 218 页）　　膈俞（见第 240 页）
行间（见第 228 页）　　曲池（见第 232 页）
太渊（见第 232 页）　　足三里（见第 233 页）
太白（见第 233 页）　　血海（见第 234 页）
阴陵泉（见第 234 页）　三阴交（见第 234 页）
神门（见第 234 页）　　合谷（见第 232 页）
照海（见第 229 页）

必灸主穴 ❺
曲池 屈肘成直角，在肘弯横纹尽头筋骨间凹陷处。

必灸主穴 ❻
合谷 当拇指和食指伸张时，在第 1、2 掌骨的中点，稍微偏向食指处。

第九章 灸—灸更美丽

089

193

090 硬皮病

硬皮病是一种结缔组织疾病，以局部皮肤硬化、萎缩为特点的疾病。可归属于中医之"皮痹"、"肌痹"范畴。

中医认为，硬皮病的发生多由素体阳气衰微，气血不足，卫外不固，风寒湿邪侵袭，寒凝肌腠，以致营卫不和，气滞血瘀，血行不畅，络道闭塞不通所致。

● 对症施灸

● 气血瘀阻

局部皮肤硬化，表面光滑发紧，不易捏起，日久硬化之皮肤萎缩变薄，呈黄白色，肌肤甲错。

灸法	选穴	灸治时间／次数	疗程	材料	主治
艾炷隔姜灸	皮损区、大椎、肺俞、膈俞、脾俞、肾俞、命门、神阙、气海、关元、血海、足三里、阴陵泉、三阴交	3～5壮，每日或隔日1次	15次	艾炷若干，姜片若干	气血瘀阻
艾炷隔附子饼灸	皮损区、大椎、肺俞、膈俞、脾俞、肾俞、命门、神阙、气海、关元、血海、足三里、阴陵泉、三阴交	3壮，每周2次	30次	艾炷若干，附子饼若干	气血瘀阻

● 肾阳衰微

皮肤顽硬而肿，继之变膨，光亮如蜡，多见于指端，重者泛发全身，手足紫绀、厥冷，关节酸痛，活动不利，畏寒疲惫，胸满气急，吞咽困难。

灸法	选穴	灸治时间／次数	疗程	材料	主治
艾条温和灸	皮损区、大椎、肺俞、膈俞、脾俞、肾俞、命门、神阙、气海、关元、血海、足三里、阴陵泉、三阴交	10～20分钟，每日1次	10次	艾炷若干	肾阳衰微
艾炷隔姜灸	皮损区、大椎、肺俞、膈俞、脾俞、肾俞、命门、神阙、气海、关元、血海、足三里、阴陵泉、三阴交	3～5壮，每日或隔日1次	15次	艾炷若干，姜片若干	肾阳衰微

艾灸疗法主穴与配穴

精确取穴

必灸主穴 ❶
大椎 颈部后正中线上，第7颈椎棘突下凹陷中。

必灸主穴 ❷
肺俞 第3胸椎棘突下旁开1.5寸。

必灸主穴 ❸
脾俞 在第11胸椎棘突下，脊中旁开1.5寸处。

必灸主穴 ❹
膈俞 第3胸椎棘突下旁开1.5寸。

命门

肾俞

神阙

必灸主穴 ❻
关元 在下腹部，前正中线上，从肚脐往下3/5。

必灸主穴 ❺
气海 下腹部，前正中线上，脐中下1.5寸。

血海

阴陵泉

三阴交

足三里

第九章　灸—灸更美丽

090

第十章

灸一灸宝宝笑

宝宝是父母的「心肝」，而小儿免疫系统发育不完全，抗病能力差，容易被各种病毒侵害。用艾灸治疗小儿疾病不仅可以免除打针吃药的痛苦，还能提高宝宝免疫力。本章介绍惊风、百日咳、流行性腮腺炎、小儿腹泻、疳积、小儿遗尿、鹅口疮、小儿肺炎、小儿哮喘、小儿厌食症十种小儿常见病症的灸法。父母可以据此为生病的宝宝进行治疗。

本章看点 ▼

091 惊风

惊风又称惊厥，是痫性发作的主要形式，以强直或阵挛等骨骼肌运动性发作为主要表现，常伴意识障碍。

中医将惊风分为两种：急惊风和慢惊风。急惊风的主要病因是外感时邪、内蕴痰热积滞、暴受惊恐。病变部位在于心脏、肝脏。慢惊风由于禀赋不足、久病正虚而致，以脾肾阳虚，或肝肾阴虚为其主要发病原因。其病变部位在脾、肾、肝三脏。

● 对症施灸

● 急惊风

发病急骤，意识不清，两目直视，牙关紧闭，四肢抽搐，颈项强直，角弓反张。

灸法	选穴	灸治时间／次数	材料	主治
艾炷灸	发作时选人中、百会、十宣、合谷、太冲；缓解时加大椎、中脘、丰隆	3～5壮，每日1次	艾炷若干	急惊风

● 慢惊风

发病缓慢，抽搐无力，时发时止，手足疼挛或震颤，形神疲惫，嗜睡露睛，面色萎黄，纳呆便溏或完谷不化，四肢不温或厥冷，息冷唇青。

灸法	选穴	灸治时间／次数	材料	主治
艾炷灸	中脘、章门、天枢、气海、足三里、行间、印堂	3～5壮，每日1次	艾炷若干	慢惊风
艾炷隔盐灸	神阙	3～5壮，每日1次	艾炷若干，食盐若干	慢惊风
艾条温和灸	发作时选人中、百会、十宣、合谷、太冲；间歇期加肝俞、脾俞、胃俞、肾俞、命门、气海、关元、章门、神阙、足三里、行间	5分钟，每日2次	艾条若干	慢惊风

艾灸疗法主穴与配穴

精确取穴

必灸主穴 ❶
印堂 在面额部，在两眉头连线的中点。

必灸主穴 ❷
人中 上唇沟的上 1/3 与下 2/3 交界处。

必灸主穴 ❸
百会 位于头部，在头顶正中线与两耳尖端连线的交点处。

必灸主穴 ❹
十宣 位于十个手指尖端的正中，左右手共 10 个穴。

中脘
章门
神阙
天枢
气海
关元

大椎

肝俞
脾俞

胃俞
命门
肾俞

必灸主穴 ❺
合谷 当拇指和食指伸张时，在第 1、2 掌骨的中点，稍微偏向食指处。

必灸主穴 ❻
足三里 位于小腿前外侧，当犊鼻穴下 3 寸，距胫骨前后一横指（中指）处。

丰隆

必灸主穴 ❼
太冲 位于足背侧，当第 1 跖骨间隙的后方凹陷处。

行间

第十章 灸——灸宝宝笑

091

百日咳

百日咳是感染百日咳杆菌引起的一种呼吸道传染病。中医称"顿咳"、"鹭鸶咳"、"疫咳"等。

中医认为，百日咳的发病原因是：先天禀赋不足，后天调养失宜，肺脾气虚，伏痰内蕴，复感时行疫毒，自口鼻侵犯肺卫，内外相引，痰浊阻滞，肺失宣肃，胃失和降，气逆痰涌，痉咳阵作。

● 对症施灸

● 初咳期

类似感冒，咳嗽夜剧，发热恶寒，喷嚏流涕。偏风寒者，咳声重浊，痰稀白，畏寒无汗；偏风热者，发热汗出，咽红痛，痰黄。

灸法	选穴	灸治时间／次数	材料	主治
艾炷隔姜灸	大椎、风门、肺俞	3～5壮，每日1次	艾炷若干，姜片若干	百日咳初咳期

● 痉咳期

痉挛性咳嗽间歇发作，日轻夜重，反复发作，咳时面红憋气，涕泪俱出，引颈伸舌，颈脉怒张，弯腰弓背，咳出或呕吐大量痰液后才能暂时缓解，咳甚则大小便失禁，眼睑水肿，球结膜充血，鼻出血或咯血，便秘尿赤。

灸法	选穴	灸治时间／次数	材料	主治
艾炷隔姜灸	大椎、身柱、尺泽、丰隆	1～3壮，每日1～2次	艾炷若干，姜片若干	百日咳痉咳期
艾条温和灸	大椎、身柱、尺泽、丰隆	5分钟，每日2～3次	艾条若干	百日咳痉咳期

● 恢复期

顿咳渐减，哮鸣样吼声渐消，咳嗽声低无力，痰量减少或干咳，形体虚弱，神疲体倦，面色少华，食少便溏。

灸法	选穴	灸治时间／次数	材料	主治
艾炷灸	肺俞、脾俞，太渊、足三里、太白	3～5壮，每日1次	艾炷若干	百日咳恢复期

艾灸疗法主穴与配穴

精确取穴

风门

必灸主穴 ❶
大椎 颈部后正中线上，第7颈椎棘突下凹陷中。

必灸主穴 ❷
肺俞 第3胸椎棘突下旁开1.5寸。

脾俞

必灸主穴 ❸
身柱 在后背部，当后正中线上，第3胸椎棘突下凹陷处。

必灸主穴 ❹
尺泽 在腕掌侧横纹桡侧，桡动脉搏动处。

必灸主穴 ❺
足三里 位于小腿前外侧，当犊鼻穴下3寸，距胫骨前后一横指(中指)处。

太渊

丰隆

太白

健康贴士

（1）忌关门闭户，空气不畅。

（2）忌烟尘刺激。在孩子患病期最好不要吸烟。

（3）忌卧床不动。让孩子在空气新鲜的地方适当做些活动和游戏往往会减轻咳嗽。

092

流行性腮腺炎

流行性腮腺炎是由腮腺炎病毒引起的急性呼吸道传染病。中医称为"痄腮"，俗称"蛤蟆瘟"。

腮腺炎病毒通过患者的飞沫传染，首先侵犯腮腺，以后随血液循环，可使其他腺体及中枢神经系统也受累。中医认为，时行毒气夹风热之邪侵袭阳明、少阳经脉，邪毒痰火壅滞颊腮而发病，足少阳与足厥阴互为表里，厥阴经脉环绕阴器，少阳移热厥阴，则睾丸肿痛。

● 对症施灸

腮部硬肿，咀嚼困难，或伴发热恶寒，苔黄脉细数，若温毒炽盛，可并发睾丸肿痛，亦可出现壮热、惊厥、神昏等。

● 艾灸法

	灸法	选穴	灸治时间／次数	材料	主治
	艾炷隔蒜灸	翳风、角孙、颊车、曲池、合谷、外关	5～10壮，每日1次	艾炷若干，蒜片若干	流行性腮腺炎
	艾条温和灸	翳风、角孙、颊车、曲池、合谷、外关	5～10分钟，每日2次	艾条若干	流行性腮腺炎

● 非艾灸法

	灸法	材料	部位	次数	主治
	大蒜敷灸	取去皮大蒜适量，捣烂用醋调成糊状	敷灸患处	每日1～2次	流行性腮腺炎
	青黛敷灸	取青黛、活蚯蚓、鲜侧柏叶各等份，共捣烂，加梅片（或薄荷末）少许	敷灸患处	每日1次	流行性腮腺炎
	蒲公英敷灸	鲜蒲公英洗净捣烂加醋	敷灸患处	每日数次，3～4日	流行性腮腺炎

艾灸疗法主穴与配穴

精确取穴

必灸主穴 ❶
角孙 在头部，折耳郭向前，当耳尖直上入发际处。

必灸主穴 ❷
翳风 在耳垂后，当乳突与下颌骨之间凹陷处。

必灸主穴 ❸
频车 位于下颌角前上方大约一横指处，按之凹陷处。

曲池

外关

必灸主穴 ❹
合谷 当拇指和食指伸张时，在第1、2掌骨的中点，稍微偏向食指处。

健康贴士

（1）灸法对治疗腮腺炎有特效，早期治疗效果更佳。

（2）治疗期间宜多食蔬菜、瓜果，保持大便通畅。

第十章 灸—灸宝宝笑

093

小儿腹泻

小儿腹泻是由多病原、多因素引起的以腹泻为主的一组临床综合征。发病年龄多在 2 岁以下，1 岁以内者约占 50%。

由于 1 ~ 2 岁的宝宝生长发育特别迅速，所以，身体需要的营养及热能较多。但消化器官却未完全发育成熟，分泌的消化酶较少。因此，消化能力较弱，容易发生腹泻。饮食的质或量不当、环境温度剧变、食物过敏、药物反应等亦可引起腹泻。

● 对症施灸

● 风寒腹泻

便稀泡沫多，兼恶寒发热。

灸法	选穴	灸治时间／次数	材料	主治
艾炷隔姜灸	大肠俞、中脘、天枢、足三里、上巨虚	3 ~ 5 壮，每日 1 次	艾炷若干，姜片若干	风寒腹泻
艾炷隔盐灸	神阙	3 ~ 5 壮，每日 1 次	艾炷若干，盐若干	风寒腹泻

● 脾虚腹泻

腹泻久延，时泻时止，腹胀便溏或完谷不化，面色萎黄，形瘦神疲，四肢不温。

灸法	选穴	灸治时间／次数	材料	主治
艾炷隔姜灸	大肠俞、中脘、天枢、足三里、上巨虚、脾俞、胃俞、三阴交	3 ~ 5 壮，每日 1 次	艾炷若干，姜片若干	脾虚腹泻
艾条回旋灸	大肠俞、中脘、天枢、足三里、上巨虚、脾俞、胃俞、三阴交	5 分钟，每日 1 次	艾炷若干	脾虚腹泻

● 肾阳虚腹泻

久泻不止或五更泄泻，便溏或完谷不化，面目虚浮，畏寒肢冷，面色苍白。

灸法	选穴	灸治时间／次数	材料	主治
艾炷隔姜灸	大肠俞、中脘、天枢、足三里、上巨虚、肾俞、命门、关元、气海	3 ~ 5 壮，每日 1 次	艾炷若干，姜片若干	肾阳虚腹泻

艾灸疗法主穴与配穴

精确取穴

脾俞

命门

肾俞

必灸主穴 ❶

胃俞 在背部，第 12 胸椎棘突下，旁开 1.5 寸。

必灸主穴 ❷

大肠俞 在腰部，第 4 腰椎棘突下，旁开 1.5 寸。

必灸主穴 ❸

中脘 在上腹部，前正中线，距脐中上 4 寸处。

必灸主穴 ❹

神阙 在腹部，肚脐中央。

气海

关元

必灸主穴 ❺

天枢 在中腹部，肚脐左右两侧 3 指宽处。

必灸主穴 ❻

足三里 位于小腿前外侧，当犊鼻穴下 3 寸，距胫骨前后一横指(中指)处。

必灸主穴 ❼

上巨虚 在小腿前外侧，当犊鼻下 6 寸。

三阴交

第十章 灸一灸宝宝笑

094

疳积

疳积是指小儿食欲不振而面黄肌瘦,毛发干枯,头大颈细,肚腹胀大,青筋暴露,皮肤皱瘪,大便不调等症状而言。多发生于3岁左右小儿。

疳积是由于小儿摄入食物绝对量不足,或食物营养不能吸收利用及消耗增加,以致皮下脂肪减少,肌肉消瘦,体重不增,生长发育停滞,甚至并发其他营养缺乏性或感染性疾病。

● 对症施灸

● 食滞伤脾

患儿体重不增或减轻,形体瘦弱,面色不泽,毛发稀疏,食欲不振或厌食,精神欠佳,性情急躁,好发脾气,夜寐不安,头汗多,便溏或便秘。

	灸法	选穴	灸治时间／次数	材料	主治
	艾炷灸	脾俞、胃俞、中脘、天枢、足三里	3～5壮,每日1次	艾炷若干	食滞伤脾
	艾条温和灸	脾俞、胃俞、中脘、天枢、足三里	5～10分钟,每日1次	艾条若干	食滞伤脾

● 脾虚夹积

形体明显消瘦,腹大脐突,青筋暴露,面色无华或苍白,面容憔悴,目无光彩,毛发干枯,精神不振,困倦嗜睡,懒动少语或睡眠不安,烦躁夜啼,哭声不扬,腹痛,纳呆厌食或不知饥饱,多食多便,便溏溲清。

	灸法	选穴	灸治时间／次数	材料	主治
	艾炷灸	膏肓俞、脾俞、胃俞、章门、中脘、关元、公孙、足三里、四缝	3～5壮,每日1次	艾炷若干	脾虚夹积

● 气血亏耗

极度消瘦,大骨枯槁,大肉陷下,形瘦骨立,头大颈细,骨瘦如柴,面部呈老人貌,皮肤干瘪起皱,精神委靡,啼哭无力,毛发干枯,嗜卧露睛,腹凹如舟,不思饮食,大便稀溏或秘结,时有低热,口唇干燥,甚则全身出现紫斑,突然暴脱。

	灸法	选穴	灸治时间／次数	材料	主治
	艾炷灸	脾俞、胃俞、章门、关元、长强	5～10分钟,每日1次	艾炷若干	气血亏耗

艾灸疗法主穴与配穴

精确取穴

必灸主穴 ❶
中脘 在上腹部，前正中线，距脐中上 4 寸处。

必灸主穴 ❷
神阙 在中腹部，肚脐中央。

必灸主穴 ❸
关元 在下腹部，前正中线上，肚脐往下 3/5 处

章门

天枢

膏肓俞

必灸主穴 ❺
脾俞 在第 11 胸椎棘突下，脊中旁开 1.5 寸处。

必灸主穴 ❻
胃俞 在背部，第 12 胸椎棘突下，旁开 1.5 寸。

必灸主穴 ❹
四缝 位于第 2～5 指掌面，第 1、2 节横纹中央。

长强

必灸主穴 ❼
足三里 位于小腿前外侧，当犊鼻穴下 3 寸，距胫骨前后一横指（中指）处。

公孙

第十章　灸—灸宝宝笑

095

207

小儿遗尿

小儿遗尿是指3岁以上儿童夜间不能控制排尿，在睡眠中小便自遗，醒后方知的一种病证，有称"遗溺"，俗称"尿床"。

正常排尿活动需在大脑皮质和皮质下等排尿中枢及膀胱功能完善的前提下才能完成。绝大多数小儿遗尿与大脑皮质及皮质下排尿中枢功能失调，或尚未建立起排尿反射、功能发育尚不成熟有关。

● 对症施灸

● 肾阳虚

遗尿量多，每夜1次或数次，呼之不易醒，兼见面色苍白，小便清长而频繁，形寒肢冷。

	灸法	选穴	灸治时间／次数	疗程	材料	主治
	艾炷灸	百会、命门、脾俞、肾俞、膀胱俞、次髎、气海、关元、中极、神门、足三里、三阴交、太溪	3～5壮，每日1次	7次	艾炷若干	肾阳虚遗尿
	艾条温和灸	百会、命门、脾俞、肾俞、膀胱俞、次髎、气海、关元、中极、神门、足三里、三阴交、太溪	5～10分钟，每日1次	7次	艾条若干	肾阳虚遗尿

● 脾肺气虚

多发生于病后或体弱者，遗尿量少而次数多，兼见神疲体倦，纳呆便溏，面色萎黄或淡白无华。

	灸法	选穴	灸治时间／次数	疗程	材料	主治
	艾炷隔姜灸	百会、命门、脾俞、肾俞、膀胱俞、次髎、气海、关元、中极、神门、足三里、三阴交	3～5壮，每日1次	7次	艾炷若干，姜片若干	脾肺气虚遗尿
	艾条温和灸	百会、命门、脾俞、肾俞、膀胱俞、次髎、气海、关元、中极、神门、足三里、三阴交	5～10分钟，每日1次	7次	艾条若干	脾肺气虚遗尿

艾灸疗法主穴与配穴

精确取穴

百会

必灸主穴❶
关元 在下腹部，前正中线上，肚脐往下3/5处。

必灸主穴❷
中极 在下腹部，前正中线上，当脐中下4寸处。

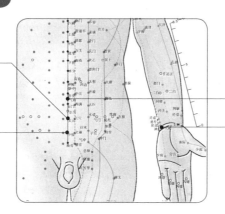

气海

神门

必灸主穴❸
脾俞 在第11胸椎棘突下，脊中旁开1.5寸处。

命门

必灸主穴❹
肾俞 在第2腰椎棘突下，命门旁开1.5寸处。

次髎

必灸主穴❺
膀胱俞 在骶部，当正中嵴旁开1.5寸，平第2骶后孔。

必灸主穴❻
三阴交 在小腿内侧，足内踝上缘3指宽，踝尖正上方胫骨边缘凹陷中。

太溪

必灸主穴❼
足三里 位于小腿前外侧，当犊鼻穴下3寸，距胫骨前后一横指（中指）处。

096

鹅口疮

鹅口疮即小儿口腔炎，是初生儿最常见的一种口腔疾病。又称"口疮"、"口疳"等，因为小儿口腔舌上满布白屑，状如鹅口故名。

鹅口疮是由于口腔不洁，感染单纯疱疹病毒或白色念珠菌所致。中医认为鹅口疮的病因是由先天胎热内留，或口腔不洁，感染秽毒之邪所致。与孕妇过食辛辣炙煿，胎热内蕴，遗患胎儿，心脾积热有关。

● 对症施灸

● 心脾积热

症见口舌白屑堆积，周围红晕焮痛，伴发热，面赤唇红，烦躁哭扰，流涎，口臭，拒食，大便干结，小便短赤。

灸法	选穴	灸治时间／次数	材料	主治
艾条雀啄灸	地仓、合谷、劳宫、足三里、三阴交、涌泉	5～10分钟，每日1～2次	艾条若干	心脾积热引起的鹅口疮
五倍子敷灸	地仓、合谷、劳宫、足三里、三阴交、涌泉	涂敷患处，每日2次	取五倍子30克，炒黄后入白糖2克，再炒至糖完全溶化，取出晾干，加枯矾20克，共研细末，用香油调成糊状	心脾积热引起的鹅口疮

● 虚火上浮

白屑稀散较淡，周围红晕不着，面白颧红，形瘦神疲，食欲不振，便溏溲清。

灸法	选穴	灸治时间／次数	材料	主治
艾条温和灸	地仓、合谷、劳宫、足三里、三阴交、涌泉	5～10分钟，每日1～2次	艾条若干	虚火上浮引起的鹅口疮
南星敷灸	涌泉	敷灸3日	取南星1个，去皮研末，用米醋调成糊状	虚火上浮引起的鹅口疮

艾灸疗法主穴与配穴

精确取穴

必灸主穴 ❶
地仓 在口角外侧旁开约4分处。

必灸主穴 ❷
合谷 当拇指和食指伸张时，在第1、2掌骨的中点，稍微偏向食指处。

必灸主穴 ❸
劳宫 位于手掌心，即握拳屈指时，中指尖所在的部位。

涌泉

必灸主穴 ❹
足三里 位于小腿前外侧，当犊鼻穴下3寸，距胫骨前后一横指（中指）处。

三阴交

健康贴士

（1）鹅口疮是传染病，因此保持餐具和食品的清洁，奶瓶、奶头、碗勺等专人专用，使用后用碱水清洗，煮沸消毒。

（2）母乳喂养者每次喂奶前，母亲应先洗手，清洁乳头。

第十章 灸一灸宝宝笑

097

小儿哮喘

小儿哮喘是常见的一种以发作性的哮鸣气促，呼气延长为特征的肺部疾患。春秋两季的发病率较高，常反复发作。

现代医学认为，哮喘是呼吸道变态反应性疾病，由各种不同的抗原所引起，常在幼儿期起病。患儿中男多于女。毛细支气管痉挛、黏膜水肿和黏液分泌增多，致使毛细支气管腔狭窄，造成呼吸困难，是发病的基础。气候变化及情绪激动常能诱发症状。

● 对症施灸

● 热性哮喘

症见咳喘哮鸣，痰稠色黄，发热面红，胸闷膈满，渴喜冷饮，声高息涌，呼吸延长。

灸法	选穴	灸治时间／次数	疗程	材料	主治
艾条雀啄灸	发作期：定喘、膻中、天突、大杼、丰隆、大椎、合谷、涌泉	5～10分钟，每日1次	6日	艾条若干	热性哮喘
	缓解期：肺俞、脾俞、肾俞、膏肓、气海、足三里、大椎、合谷、涌泉	5～10分钟，每日1次	6日	艾条若干	热性哮喘

● 寒性哮喘

症见咳嗽气促，喉间哮鸣声，咳痰清稀色白，呈泡沫状，形寒无汗，面色晦滞，四肢不温。缓解期可有肺气虚弱、脾气虚弱、肾虚不纳型等表现。

灸法	选穴	灸治时间／次数	疗程	材料	主治
艾炷隔姜灸	发作期：定喘、膻中、天突、大杼、丰隆、风门	3～5壮，每日1次	6日	艾炷若干，姜片若干	寒性哮喘
	缓解期：肺俞、脾俞、肾俞、膏肓、气海、足三里、风门	3～5壮，每日1次	6日	艾炷若干，姜片若干	寒性哮喘

艾灸疗法主穴与配穴

精确取穴

必灸主穴❶

天突 位于颈部,当前正中线上胸骨上窝中央。

必灸主穴❷

膻中 在胸部正中线上,两乳头之间连线的中点。

合谷

气海

必灸主穴❸

定喘 后正中线上,第7颈椎棘突下定大椎穴,旁开0.5寸处。

大椎

风门

必灸主穴❹

大杼 位于人体背部,当第1胸椎棘突下,旁开1.5寸。

必灸主穴❻

膏肓 第4胸椎棘突下,旁开3寸。

必灸主穴❺

肺俞 在第3胸椎棘突下,旁开1.5寸。

必灸主穴❼

脾俞 在第11胸椎棘突下,脊中旁开1.5寸处。

肾俞

涌泉

必灸主穴❽

足三里 位于小腿前外侧,当犊鼻穴下3寸,距胫骨前后一横指(中指)处。

丰隆

取穴技巧速查索引

(099) 小儿厌食症

小儿厌食症是指较长时期的食欲减退或消失。引起厌食的原因较多，它不是一种独立的病，而是一种症状，中医称厌食为"纳呆"。

不良的饮食习惯、喂养方式不当、饮食结构不合理、气候过热；患胃肠道疾病如急慢性肝炎、慢性肠炎、各种原因的腹泻；或全身器质性疾病、服用某些药物等原因，使消化及其调节功能受到影响而导致厌食。

● 对症施灸

● 实证

因停食停乳引起脾胃失调，食欲减退，恶心呕吐，手足心热，睡眠不安，腹胀或腹泻。

灸法	选穴	灸治时间／次数	疗程	材料	主治
艾条温和灸	足三里、梁门、四缝、中脘、身柱、下脘、商丘	15分钟，每日1次	10日	艾条若干	实证厌食症
艾炷隔姜灸	足三里、梁门、四缝、中脘、身柱、下脘、商丘	3～5壮，每日1次	6日	艾炷若干，姜片若干	实证厌食症

● 虚证

体质虚弱或久病元气耗伤，致使脾胃消化无力，食欲缺乏，面黄肌瘦，精神倦怠，乏力，或大便溏稀。

灸法	选穴	灸治时间／次数	疗程	材料	主治
艾条温和灸	足三里、梁门、四缝、中脘、身柱、脾俞、百会	15分钟，每日1次	10日	艾条若干	虚证厌食症
艾炷隔姜灸	足三里、梁门、四缝、中脘、身柱、脾俞、百会	3～5壮，每日1次	6日	艾炷若干，姜片若干	虚证厌食症

艾灸疗法主穴与配穴

精确取穴

必灸主穴 ❶

中脘 在上腹部，前正中线，距脐中上4寸处。

必灸主穴 ❷

梁门 位于脐上4寸、旁开2寸处。

必灸主穴 ❸

下脘 位于上腹部，前正中线上，当脐中上2寸。

必灸主穴 ❹

百会 位于头部，在头顶正中线与两耳尖端连线的交点处。

必灸主穴 ❺

四缝 位于第2～5指掌面，第1、2节横纹中央。

必灸主穴 ❻

身柱 后背部，在后正中线上，第3胸椎棘突下凹陷处。

必灸主穴 ❼

脾俞 在第11胸椎棘突下，脊中旁开1.5寸处。

取穴技巧速查索引

必灸主穴 ❽

足三里 位于小腿前外侧，当犊鼻穴下3寸，距胫骨前后一横指（中指）处。

必灸主穴 ❾

商丘 在足内踝前下方凹陷中，舟骨结节与内踝尖连线的中点处。

健康贴士

（1）治疗小儿厌食症要让孩子保持合理的膳食，建立良好的进食习惯。

（2）调整脾胃功能同时，还应注意去除引起厌食症的种种不良因素。

第十章 灸—灸宝宝笑

099

215

附录 穴位速查图集

人中穴

面部保持平静，唇沟中 1/3 处即是。

上星穴

双手中指伸直，其他手指弯曲，将中指指腹放于眉毛内侧边缘处，沿直线向上推，指腹入发际，则指尖所在之处即是该穴。

翳风穴

正坐或侧伏，耳垂微向后折，于乳突前方凹陷处取穴。

鼻通穴

正坐，双手轻握拳，食指、中指并拢，中指指尖贴鼻翼两侧，中指所在之处即是。

素髎穴

正坐或仰靠，鼻尖的正中央即是。

迎香穴

正坐，双手轻握拳，食指中指并拢，中指指尖贴鼻翼两侧，食指指尖所在之处即是。

四白穴

先以两手中指和食指并拢伸直，不要分开，然后中指指肚贴眼下两侧鼻翼，食指指腹所按之处即是。

地仓穴

正坐或仰卧，轻闭口，举两手，用食指指甲垂直下压唇角外侧两旁即是。

颊车穴

正坐或仰卧，轻咬牙，双手大、小指稍曲，中间三指伸直，中间三指放于下颊部，中指指腹压在咬肌隆起处即是。

下关穴

正坐或仰卧、仰靠，闭口，轻握拳，食指和中指伸直、并拢，食指贴于耳垂旁，中指指腹所在位置即是。

头维穴

正坐或仰靠、仰卧，食指与中指并拢，中指指腹位于头侧部发际里发际点处，食指指腹所在处即是。

颧髎穴

正坐，目视前方，口唇稍微张开（更易深入穴道），轻举双手指尖朝上，掌心朝向面颊，拇指指腹放于脸颊两侧，由下向上推，至颧骨尖处的下缘凹陷，约与鼻翼下缘平齐处即是该穴。

角孙穴

正坐，举左手，用大拇指指腹由后向前将耳翼摺屈，并顺势向上滑向耳翼尖所着之处，两中指指尖恰好相连于头顶正中线上，拇指所在位置的穴位即是。

天冲穴

正立，双手抬起，掌心朝前将食指、中指和无名指并拢平贴于耳尖后，食指位于耳尖后发际，无名指所在位置的穴位即是。

阳白穴

正坐，举两手两肘尖顶放桌面上，轻握拳，掌心向对，将拇指指尖贴于眉中正上方，拇指指尖正上方的穴位即是。

风池穴

正坐，举臂抬肘，肘约与肩同高，屈肘向头，双手置于耳后，掌心向对，指尖朝上，四指轻扶头（耳上）两侧。大拇指指腹位置的穴位即是。

哑门穴

正坐，伸右手过颈，置于后脑处，掌心向头，扶住后脑勺，四指自然伸开向头部另一侧，拇指指腹所在的后发际正中直上 0.5 寸处即是。

风府穴

正坐或俯卧，双手过颈，置于后脑处，掌心向头，扶住后脑勺，使颈部肌肉松弛，四指自然伸开向头部另一侧，大拇指从颈后发际正中上推至枕骨而止即是。

百会穴

正坐，举双手，虎口张开，大拇指指尖碰触耳尖，掌心向头，四指朝上。双手中指在头顶正中相碰触所在穴位即是。

太阳穴

耳郭前面，前额两侧，外眼角延长线的上方。在两眉稍后的凹陷处。

印堂穴

正坐、仰靠或仰卧姿势取穴，面部两眉头连线的中点即是。

天突穴

正坐，找到胸骨位置，胸骨上窝中央即是。

中庭穴

正坐，伸双手向胸，手掌放松，约成瓢状，掌心向内，中指第一骨节置于双乳的中点，无名指第一骨节处即是。

鸠尾穴

正坐，伸双手向胸，手掌放松，约成瓢状，掌心向内，食指置于剑突下中指指尖所在位置的穴位即是。

华盖穴

正坐，食指、中指、无名指三指并拢，食指放在胸骨上窝中央，无名指指尖位置即是（即前正中线上，平第一肋间）。

璇玑穴

正坐，食指、中指两指并拢，食指放在胸骨上窝中央，中指指腹位置即是（即前正中线上，天突穴下 1 寸处）。

梁门穴

仰卧或正坐，一手五指并拢，横放，小指指尖腹贴于肚脐，拇指所在之处即是。

腹哀穴

肚脐

正坐或仰卧，左手五指并拢，横放，小指指腹贴于肚脐，食指掌指关节稍后方即是。

水道穴

正坐或仰卧，左手五指并拢，将拇指放于肚脐处，小指指尖的位置即是。

石门穴

肚脐

正坐或仰卧，左手食指、中指、无名指三指并拢，食指指腹放在肚脐上，无名指指腹所在的位置即是。

下脘穴

肚脐

正坐或仰卧，左手食指、中指、无名指并拢，食指指腹放在肚脐上，中指指腹所在位置即是。

子宫穴

正坐，左手食指指尖放在中极穴上，小指指尖所在的位置即是。

带脉穴

在侧腹部，第11肋骨游离端下方垂线与脐水平线的交点。

气户穴

正坐或站立，左手四指并拢，小指放在天突穴上，食指所在位置即是。

大巨穴

仰卧，从肚脐到耻骨上方画一线，将此线四等分，从肚脐往下1/4点即为大巨穴。

维胞穴

正坐，双手食指、中指、无名指三指并拢，食指放在髂前上棘突处，无名指指尖位置即是。

腹结穴

正坐或仰卧，右手五指并拢，手指朝下，将拇指指腹放于肚脐处，则小指指尖处即是。再依此法找出左边穴位。

中府穴

正坐或仰卧，将右手三指（食、中、无名指）并拢，放在天突穴上，中指指腹所在的锁骨外端下即是。

天枢穴

肚脐

仰卧或正坐，右手手背向外，拇指与小指弯曲，中间三指并拢，以食指指腹贴于肚脐，无名指所在之处即是。

归来穴

仰卧，左手五指并拢，拇指贴于肚脐之处，其余四指位于肚脐之下，找到肚脐正下方小指所在的位置，并以此为基点，把食指贴于此基点，翘起拇指，并拢其余四指，手指朝下，则小指所在之处即是。

大横穴

肚脐

正坐或仰卧，右手五指并拢，手指朝下，将拇指放于肚脐处，则小指边缘与肚脐所对之处即是。再依此法找出左边穴位。

大包穴

正坐或仰卧，右手五指并拢，指尖朝上，将中指指尖放于左腋窝下中下线处，举臂，在第六肋间隙与腋中线的交点处。

乳根穴

仰卧或正坐，轻举两手，覆掌于乳房，大拇指在乳头上，其余四指并拢放在乳房下，食指贴于乳房边缘，食指所在之处即是。

大赫穴

平躺，将一手掌放于腹部，掌心朝内，拇指刚好位于肚脐眼，小指所处的位置即是。

章门穴

正坐或仰卧，双手掌心向内，指尖朝下，放在双乳下，肋骨上。用大拇指、食指直下掌根处，形状像条鱼一般肉厚处所按穴位即是。

期门穴

乳头直下，往下数两根肋骨处即是（即第六七肋间隙）。

中极穴

正坐，双手置于小腹，掌心朝内，左手中指指腹所在位置的穴位即是。

关元穴

正坐，双手置于小腹，掌心朝下，拇指正对肚脐，左手中指指腹所在位置的穴位即是。

阴交穴

正立，先将左手四指并拢，掌心朝内，指尖朝下，四指放置于小腹处，拇指置于神阙穴下方1寸处的穴位即是。

神阙穴

在肚脐正中取穴即可。

膻中穴

正坐，伸双手向胸，手掌放松，约成瓢状，掌心相对，中指指尖置于双乳的中点位置即是。

中脘穴

取剑骨突与肚脐的中点即是。

气海穴

仰卧，食指与中指并拢，将食指横放于肚脐下缘正中线处，与之相对中指下缘即是。

定喘穴

正坐或俯卧，伸左手由肩上反握对侧颈部，虎口向下，四指扶右侧颈部，指尖向前，大拇指第一关节下位置的穴位即是（即大椎穴旁开5分）。

痞根穴

正坐或站立，双手叉腰，拇指放在最后一根肋骨末的下端，中指指尖所在即是。

膏肓穴

正坐或站立，左手五指并拢，跨过右肩向尽力后伸，中指指尖所在位置即是。

夹脊穴

正坐或俯卧，伸左手由肩上尽力向后，小指指尖所在的位置即是。

中膂俞穴

站立，双手四指并拢，拇指放在胯上，中指指尖所在位置即是。

白环俞穴

站立，双手四指并拢，拇指放在胯上，食指指尖所在位置即是。

肩髃穴

正坐，屈肘抬臂，大约与肩同高，以另一手中指按压肩尖，肩前呈现凹陷处即是。

大杼穴

正坐，头微向前俯，右手举起，掌心向后，并拢食中两指，其他手指弯曲，越过肩伸向背部，将中指指腹置于颈椎末端最高的骨头尖（第7颈椎）下的棘突（第1胸椎的棘突）下方，则食指指尖所在之处即是该穴。

风门穴

正坐，头微向前俯，右手举起，掌心向后，并拢食中两指，其他手指弯曲，越过肩伸向背部，将中指指腹置于大椎下第二个凹洼（第2胸椎与第3胸椎间）的中心，则食指指尖所在之处即是该穴。

肩髎穴

站立，将两手臂伸直，肩峰的后下方会有凹陷，肩髎穴就位于此凹陷处。

长强穴

正坐，上身前俯，伸手至尾骨末端的位置即是。

命门穴

正坐，伸两手至背腰后，大拇指在前，四指在后。左手中指指腹所在位置的穴位即是。

身柱穴

正坐，低头，后脖颈最高点是大椎穴，大椎穴往下数第三个凹陷处即是。

大椎穴

正坐，低头，后脖颈最高点即是。

会阴穴

肛门和生殖器的中间凹陷处即是。

环跳穴

自然站立，以拇指指关节横纹按在大转子头上，拇指指向脊柱，当拇指尖所指处即是该穴。

阴郄穴

正坐，伸手、仰掌，在尺侧腕屈肌腱桡侧缘，腕横纹上 0.5 寸处取穴。

间使穴

将右手手指头并拢，小指放在左手腕横纹上，这时右手食指和左手手腕交叉点的中点即是。

通里穴

正坐，伸手、仰掌，屈肘向上约 45 度，在无名指与小指掌侧向外方，用另一手四指握住手腕，弯曲大拇指，指甲尖所到的尺骨端即是。

绝骨穴

坐位，屈膝，一手五指并拢，小指指尖贴在外踝尖处，拇指指尖所在位置即是。

然谷穴

正坐，将左足放在右腿上。将另一侧手的五指并拢，放在脚后跟上，大拇指指尖处即是。

肩井穴

正坐，交抱双手，掌心向下，放在肩上，以中间三指放在肩颈交会处，中指指腹置于乳头正上方与肩线交点处即是。

商丘穴

正坐屈膝，把脚抬起，放另一腿上，用同侧手食指指腹放在内踝尖上，中指指腹所在位置即是。

行间穴

正坐，抬起一只腿，同侧手食指放在第一脚趾与第二脚趾缝之间，食指指腹下即是。

侠溪穴

正坐，抬起一只腿，同侧手食指放在第四脚趾与第五脚趾缝之间，食指指腹下即是。

陷谷穴

正坐，抬起一只腿，同侧手食指中指并拢，食指放在第一脚趾与第二脚趾缝之间，中指指腹所在即是。

照海穴

正坐，将左足放在右腿上。右手食指、中指并拢，食指指腹放在内踝尖上，中指指腹所在的位置即是。

大都穴

正坐，将左足放在右腿上。用右手找到足大趾本节，本节下凹陷处即是。

手三里穴

正坐，一手屈肘约90°，另一手三指并拢覆于其上，食指边缘贴住肘横纹处，与之相对的无名指第三节横纹处即是。

髀关穴

正坐，一手五指并拢，横放在另一侧腿上，拇指放在大腿横纹处，小指指尖位置即是。

阴市穴

正坐，双手食、中、无名三指放于大腿的前外侧，从膝盖上再向上 1/4 处，其余两指翘起，则中指所在位置即是该穴。

三阳络穴

正坐或站立，一手屈肘手臂向前，一手四指并拢，食指贴在腕横纹中点处，小指指尖的位置即是。

十宣穴

在左右手十指尖端中点，左右共 10 个穴位。

四缝穴

仰掌，第 2、3、4、5 掌面的第 1、2 节横纹中点取穴。

地机穴

正坐，将一脚置放于另一腿膝上。另一侧手五指并拢，拇指放在内膝眼处，小指指尖所在位置即是。

蠡沟穴

正坐，抬脚置另一腿上，另一侧手五指并拢伸直，并将小指置于足内踝上缘处，则拇指下，胫骨内侧面即是该穴。

天府穴

坐位或卧位，右手四指并拢，拇指放在左腋前皱襞上，小指指尖所在的位置即是。

郄门穴

正坐，仰掌，屈肘向上约 45°，另一只手五指并拢，小指指尖放在腕横纹中点处，大拇指指尖所在的位置即是。

上巨虚穴

正坐，屈膝 90°，手掌横纹对髌骨（左手对左腿，右手对右腿），手指朝向下，无名指指端处即是该穴。

阑尾穴

正坐，屈膝 90°，同侧手四指并拢，大指指放在胫骨前嵴外侧，小指指尖所在的位置即是。

尺泽穴

伸臂向前，掌心朝上，微微弯曲肘部约 135°。以另一手手掌由下而上轻托肘部。弯曲大拇指，指腹所在的肘窝中一大凹陷处即是。

孔最穴

手臂向前，仰掌向上，以另一手握住手臂中段处。用拇指指尖、垂直下压即是该穴。左右各有一穴。

列缺穴

两手的拇指张开，两虎口接合成交叉形。再用右手食指压在左手之桡骨茎状突起之上部，食指尖到达之处即是。

太渊穴

以一手手掌轻握另一只手手背，弯曲大拇指，大拇指指腹及甲尖垂直下按之处即是。

少商穴

将大拇指伸出，以另一手食、中两指轻握，再将另一手大拇指弯曲，以指甲甲尖垂直掐按即是。

商阳穴

以左手轻握右手食指，右手背朝上，屈曲左手大拇指以指甲尖垂直掐按，靠拇指侧之穴道即是。

合谷穴

一手轻握空拳，弯曲拇指与食指，两指指尖轻触、立拳，以另一手轻握拳外，以大拇指指腹垂直下压偏食指侧即是该穴。

曲池穴

正坐，轻抬左臂，屈肘90°肘横纹外，另一手拇指下压凹陷处即是。

伏兔穴

正坐，双手食、中、无名三指放于大腿的前外侧，髂前上棘与髌底外侧端的连线1/3处，其余两指翘起，则三指所在位置即是该穴。

足三里穴

正坐，屈膝 90°，手心对髌骨（左手对左腿，右手对右腿），手指朝向下，无名指指端处即是该穴。

丰隆穴

正坐、屈膝、垂足，一手手指放于同侧腿的侧部，其中中指位于外膝眼到外踝尖连线中点处，则中指所在位置即是该穴。

解溪穴

正坐，抬起一只腿，用同侧的手掌抚膝盖处，大拇指在上、四指指腹循胫骨直下至足腕处，在系鞋带处、两筋之间的凹陷即是该穴。

厉兑穴

正坐屈膝，把脚抬起放在另一腿上。用对侧手之四指置脚底托着，拇指放在脚背。弯曲大拇指，指甲所在第二趾外侧指甲角处即是。

隐白穴

正坐，把脚抬起，放置另一大腿上。用另一手大拇指按压足大趾内侧趾甲角旁即是。

太白穴

正坐，把脚抬起，放置另一大腿上，以另一侧手的大拇指按脚的内侧缘靠近足大趾的凹陷处即是。

公孙穴

正坐，将左足放在右腿上。将另一侧手的食指与中指并拢，中指位于足内侧大趾的关节后，则食指所在位置即是。

三阴交穴

正坐，抬脚置另一腿上，以另一侧手除拇指外的四指并拢伸直，并将小指置于足内踝上缘处，则食指下，踝尖正上方胫骨边缘凹陷处即是该穴。

阴陵泉穴

正坐，将一脚置放于另一腿膝上。另一侧手轻握膝下处，拇指指尖所在的膝下内侧凹陷处即是。

血海穴

正坐，左足置放在右腿膝上，将右手拇指以外的四指并拢，小指尖置于膝盖骨内侧的上角，则食指指肚所在位置即是该穴。

神门穴

正坐，伸手、仰掌，屈肘向上约45度，用另一手四指握住手腕，弯曲大拇指，在无名指与小指掌侧向外方，指甲尖所到的豆骨下、尺骨端凹陷处即是。

少冲穴

手平伸，掌心向下，用另一手轻握小指，弯曲大拇指，指尖到达的小指指甲下缘，靠无名指侧的边缘处即是该穴。

少泽穴

掌背向上、掌面向下，以另一手轻握小指，弯曲大拇指，指尖所到达的小指指甲外侧下缘处即是该穴。

后溪穴

伸臂曲肘向头，上臂与下臂约45°，轻握拳，手掌感情线之尾端在小指下侧边凸起如一火山口状处即是该穴。

委中穴

端坐垂足、双手轻握大腿两侧、大拇指在上，其余四指在下，食指放于膝盖里侧，即腿弯的中央，则食指所在之处即是该穴。

承山穴

正坐，将欲按摩之脚抬起，置放在另外一腿的膝盖上方。用对侧的手掌握住脚踝，大拇指指腹循着脚后跟正中（阿里基腱）直上，在小腿肚下，"人"字形的中点处即是该穴。

昆仑穴

坐位，将要按摩之脚稍向斜后方移至身体侧边，脚跟抬起。用同侧手的四指在下、掌心朝上扶住脚跟底部。大拇指弯曲，指腹置于外脚踝后的凹陷处，则大拇指所在位置即是。

涌泉穴

正坐，右足于左膝上，用左手轻握右脚，四指置于足背，屈脚卷趾时，足心最凹陷处，用弯曲大拇指按压处即是。

太溪穴

正坐、抬左足置于右膝盖上。用左手轻握，四指置放脚背，弯曲大拇指按压内踝尖与跟腱间的凹陷即是。

复溜穴

正坐，将左足抬起，放右膝盖上。再以右手轻握，四指放脚背，食指贴内踝尖下缘，大拇指指腹所压之处即是。

内关穴

将右手三个手指并拢，无名指放在左手腕横纹上，这时右手食指和左手手腕交叉点的中点，就是内关穴。

大陵穴

正坐、手微屈、掌心向上，轻握拳，用另一手握手腕处，四指在外，弯曲大拇指，以指尖（或指甲尖）垂直掐按腕横纹与掌长肌腱交点，有胀痛感处即是。

劳宫穴

手平伸，微屈约45°，掌心向上，轻握掌，屈向掌心，中指所对应的掌心的位置即是劳宫穴。

中冲穴

手平伸，掌心向上，微屈45°，用另一手轻握，四指轻扶指背，弯曲大拇指，用指甲尖，垂直掐按中指端的正中穴位即是。

关冲穴

正坐，举臂屈肘，掌心朝下，在自己的胸前，用另一手四指轻抬四指端，弯曲大拇指，以指甲尖掐按无名指指甲旁穴位即是。

阳池穴

正坐，屈肘，掌心向下，用另一手轻握手腕处，四指在下，大拇指在上，弯曲大拇指，以拇指尖垂直按手腕横纹中，外侧筋外缘凹陷处即是。

支沟穴

正坐，手平伸，屈肘，掌心向自己，肘臂弯曲约成90°。用另一手轻握手腕下，大拇指在内侧，四指弯曲置于外侧，食指指尖在阳池穴上，那么小指指尖所在位置即是支沟穴。

风市穴

直立，或侧卧，手自然下垂，手掌轻贴大腿中线如立正状。以中指指腹所在位置的穴位即是。

阳陵泉穴

正坐，垂足，约成90°，上身稍前俯，用右手手掌轻握左脚膝盖前下方，四指向内，大拇指指腹所在腓骨头前下方凹陷处即是。

阳辅穴

正坐，垂足，稍向前俯身，用左手掌心向前，四指在内，大拇指在外，由脚跟向上向前，抓住小腿跟部，大拇指指腹所在位置的穴位即是。

足窍阴穴

正坐，垂足，抬左足置于坐椅上，伸左手，轻握左脚趾，四指在下，弯曲大拇指，用指甲垂直轻轻掐按第四趾末节外侧，趾甲根角侧后方即是。

大敦穴

正坐垂足，屈曲左膝，抬左足置于椅上，用左手轻握左脚趾，四指在下，弯曲大拇指，以指甲尖垂直掐按大趾末节外侧，趾甲根角侧后方即是。

太冲穴

正坐，垂足，抬左脚置坐椅上，举左手，手掌朝下置于脚背，弯曲中指，中指指尖所在的第1、2跖骨间即是。

曲泉穴

屈膝正坐，手掌置于腿的外侧，拇指置于膝盖上，其余四指并拢置于膝内侧，中指指尖所在的腘横纹端凹陷处即是。

阴廉穴

正立，两手叉于腿部，掌心向腿，四指并拢平贴于小腹部，小指刚好在腿根部，拇指位于腿外侧，无名指指尖所在即是。

外关穴

正坐或站立，一手屈肘手背向前，一手三指并拢，食指横贴住腕横纹中点处，与之相对的无名指边缘即是。

灵台、至阳、筋缩、脊中、腰阳关、上髎、次髎、中髎、下髎诸穴

站位或正坐位，挺直背部，低头，用手摸后颈部底端凸起（即大椎穴），然后沿脊椎骨向下数其节数，按照图中提示，便可找到相应穴位。

第1~12节胸椎

第1~5节腰椎

第1~4节骶椎

灵台：第6胸椎棘突下凹陷中

至阳：第7胸椎棘突下凹陷中

筋缩：第9胸椎棘突下凹陷中

脊中：第11胸椎棘突下凹陷中

腰阳关：第4腰椎棘突下凹陷中

上髎：第1骶后孔处

次髎：第2骶后孔处

中髎：第3骶后孔处

下髎：第4骶后孔处

志室、胃仓、腰眼、秩边诸穴

站位或正坐位，挺直背部，低头，用手摸后颈部底端凸起（即大椎穴），然后沿脊椎骨向下数其节数，按照图中提示，便可找到相应穴位。

第1~12节胸椎

第1~5节腰椎

第1~4节骶椎

肺俞：第3胸椎棘突下，旁开1.5寸处

心俞：第5胸椎棘突下，旁开1.5寸处

膈俞：第7胸椎棘突下，旁开1.5寸处

肝俞：第9胸椎棘突下，旁开1.5寸处

胆俞：第10胸椎棘突下，旁开1.5寸处

脾俞：第11胸椎棘突下，旁开1.5寸处

胃俞：第12胸椎棘突下，旁开1.5寸处

三焦俞：第1腰椎棘突下，旁开1.5寸处

肾俞：第2腰椎棘突下，旁开1.5寸处

气海俞：第3腰椎棘突下，旁开1.5寸处

大肠俞：第4腰椎棘突下，旁开1.5寸处

关元俞：第5腰椎棘突下，旁开1.5寸处

小肠俞：当骶正中嵴旁1.5寸，平第1骶后孔

膀胱俞：当骶正中嵴旁1.5寸，平第2骶后孔

① 胃仓：第12胸椎棘突下，旁开3寸处　② 志室：第2腰椎棘突下，旁开3寸处　③ 腰眼：第4腰椎棘突下，旁开3.5寸处　④ 秩边：骶正中嵴旁寸处，第4骶后孔